LA LUMIÈRE
ET LES COULEURS

TRAVAUX DIVERS DU MÊME AUTEUR

Recherches sur les effets cardio-vasculaires des excitations des sens (en colla-
 boration avec COUTY). Académie des sciences et Société de biologie, 1877;
 Archives de physiologie, 1877.
De la vision avec les diverses parties de la rétine (*Archives de physiologie*,
 1877).
L'osmose, 1 vol. in-8 (1878). Paris.
L'examen de la vision au point de vue de la médecine générale, 1 vol. in-16
 (1881). Paris.
Recherches sur le ton propre des voyelles (Société des sciences de Nancy,
 1881).
Recherches sur la vitesse des réactions d'origine rétinienne (Académie des
 sciences, 1882; *Archives de physiologie*, 1883).
Sur quelques usages du trou sténopéique (*Archives d'ophthalmologie*, 1882).
La photométrie physiologique (Société des sciences de Nancy, 1883).
Action de l'alimentation interrompue dans l'amblyopie (Société de médecine
 de Nancy, 1883).
Nouveau moyen pour déterminer la myopie, l'hypermétropie, la presbyopie, etc.
 (Société de médecine de Nancy, 1884).
Étude d'un cas d'héméralopie (*Archives d'ophthalmologie*, 1884).
Recherches physiologiques sur la cocaïne. (Société de biologie, 1884 et 1885;
 Société de médecine de Nancy, 1884).
Recherches sur les sensations sonores (Société de biologie, 1886).
Recherches sur les sensations de poids (Société de biologie, 1886).
Sur les limites d'aberration sphérique de l'œil humain (Société des sciences
 de Nancy, 1886).
Illusions visuelles diverses (Académie des sciences, 1881, 1886; Société de
 biologie, 1885, 1886).
Recherches sur la persistance des images rétiniennes, sur l'appréciation du temps
 par l'œil, sur l'excitation latente de l'appareil visuel. (Société de Biologie,
 1887 et 1888).
Nouvelles méthodes de strabométrie (*Annales d'oculistique*, 1878; Société de
 médecine de Nancy, 1883).
Instruments variés pour la photoptométrie physiologique et clinique (Société
 de biologie, 1877, 1885; *Traité d'ophthalmologie* de Wecker et Landolt,
 t. I, 1878; Société des sciences de Nancy, 1881; *Archives d'ophthalmologie*,
 1882, 1884, 1886. Association française, 1886).
Recherches diverses sur la vision, résumées dans le présent ouvrage (Académie des sciences, 1878 à 1887; Société de biologie, 1877 à 1887; *Archives
 d'ophthalmologie*, 1881 à 1887).

La Lumière

ET

Les Couleurs

AU POINT DE VUE PHYSIOLOGIQUE

PAR LE DOCTEUR

AUGUSTIN CHARPENTIER

Professeur à la Faculté de médecine de Nancy

Lauréat de l'Institut (Académie des sciences)

et de l'Académie de médecine

Membre correspondant de la Société de biologie

Avec 22 figures originales.

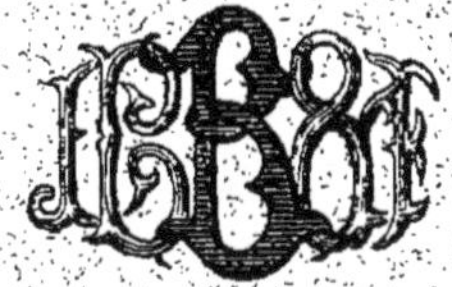

PARIS

LIBRAIRIE J.-B. BAILLIÈRE ET FILS

RUE HAUTEFEUILLE, 19, PRÈS DU BOULEVARD SAINT-GERMAIN

1888

INTRODUCTION

Sous ce titre *La Lumière et les Couleurs*, j'ai rassemblé, en les résumant, un certain nombre des recherches que j'ai faites depuis dix ans sur les perceptions d'origine visuelle. J'ai d'abord hésité devant la difficulté de présenter au public, avec assez de clarté, un ensemble de faits très complexes en eux-mêmes, relevant à la fois de plusieurs ordres de connaissances, et exigeant pour être mis en relief des méthodes spéciales.

Il s'agit en effet, dans la plupart de ces recherches, d'un des points où la physique touche à la physiologie et celle-ci à la psychologie, du point où l'agent extérieur lumière se transforme en phénomène nerveux et en sensation. Cette transformation, pour être surprise sur le fait, réclame une analyse particulièrement délicate et pour laquelle il ne suffit pas de la simple observation psychologique ; l'expérimentation intervient, avec ses avantages mais aussi avec ses difficultés, et ici l'expérimentateur doit être à la fois physiologiste et physicien.

Mais la difficulté de ces études leur donne aussi une partie de leur intérêt, et si mes lecteurs veulent bien me suivre patiemment dans l'analyse que je leur présente, quand ils verront comment chaque pas en avant, si court soit-il, assure le pas qui va suivre, ils ressentiront, je l'espère, un peu de l'attrait que j'ai moi-même éprouvé en face de ces questions délicates, et tout au moins ils éprouveront quelque curiosité pour un ordre de faits nouveau en France (du moins en était-il ainsi quand, en 1877, j'ai inauguré ces recherches, poursuivies sans relâche jusqu'à aujourd'hui).

On trouvera dans ce volume deux choses : des faits surtout, car le but de toute recherche expérimentale est d'abord d'établir des faits, c'est la partie importante et difficile de l'investigation, et c'est la seule qui survive. On y trouvera en outre quelques théories, car les faits par eux-mêmes ne suffisent pas à satisfaire notre besoin de logique, et il est indispensable de les rassembler par un lien quelconque plus ou moins artificiel. Mais il faut que l'auteur dise ici toute sa pensée : toute théorie, si séduisante soit-elle, n'est jamais que provisoire, parce qu'elle est toujours incomplète, parce qu'elle ne peut faire la part de l'inconnu, parce que tout fait nouveau, toute nouvelle découverte devra forcément la modifier et finalement la remplacer par un point de vue plus large.

Cela ne veut pas dire que les théories soient inutiles ; loin de là, elles me paraissent indispensables à la marche de la science ; elles suscitent la critique et poussent par cela même à des recherches nouvelles : toute théorie qui naît modifie le point de vue sous lequel on envisageait d'habitude une certaine classe de phénomènes, et le seul changement d'aspect qui en résulte suffit pour faire apercevoir nettement certains détails primitivement ignorés ou confus. Et, en somme, c'est là toute la méthode. Connaîtrait-on un monument si l'on se bornait à l'examiner sous un certain angle, d'un certain côté, sous un certain jour ? Non, il faut se déplacer, regarder de tous les côtés, à des distances différentes, à des moments différents, envisager successivement les détails et l'ensemble. De même en science il faut voir les faits sous plusieurs points de vue différents, et apprendre de bonne heure à les concevoir indépendamment des théories qui les rassemblent. Celles-ci n'ont en somme d'autre but que de classer les faits de façon à permettre à l'esprit de les retenir facilement, mais elles ne peuvent ni remplacer, ni expliquer les faits, ni à plus forte raison préjuger des vérités encore à naître, des phénomènes encore à découvrir. C'est dire qu'aucune théorie ne remplacera jamais le travail lent, minutieux et désintéressé que l'homme doit exercer sans relâche sur l'inconnu : ce travail, les théories le suscitent en général, elles ne le créent pas.

Des théories qu'on trouvera dans ce livre et qui devaient nécessairement y prendre place, le lecteur gardera donc ce qu'il voudra. Des faits eux-mêmes, les uns resteront, d'autres pourront être complétés, étendus, rectifiés au fur et à mesure du perfectionnement des instruments et des méthodes ; mais il subsistera, je crois, un fonds d'idées et de vérités que je crois nouvelles et que je serai heureux de voir susciter d'autres recherches du même ordre.

Les recherches résumées dans ce volume ont été déjà pour la plupart publiées dans différents recueils. On les trouvera dans les *Comptes-rendus de l'Académie des Sciences* (de 1877 à 1887), dans les *Comptes-rendus de la Société de Bio-*

logie, dans les *Archives de Physiologie*, de Brown-Séquard, Charcot et Vulpian, et dans les *Archives d'Ophthalmologie*, fondées en 1881 par Panas, Landolt et Poncet.

J'ai fait en général peu de citations; j'ai dû cependant rappeler quelques dates et quelques sources, et renvoyer assez souvent à des travaux plus étendus, lesquels ne pouvaient être ici que résumés.

J'ai donné également peu de place à la critique, me contentant de rappeler les noms de mes prédécesseurs dans tous les cas où j'ai abordé une question déjà posée et étudiée; mais comme mon but était surtout de présenter au public une série d'études personnelles, reliées les unes aux autres par un point de vue commun et une méthode commune, j'ai eu peu de chose à emprunter aux travaux d'autrui.

Je dois cependant faire à ce propos une distinction entre les deux parties dont se compose cet ouvrage : la seconde seule, qui est de beaucoup la plus étendue, est entièrement consacrée à l'exposé de mes recherches; mais pour faire comprendre exactement le but et la portée de ces dernières, j'ai cru nécessaire de les faire précéder de considérations générales sur la lumière, sur l'appareil visuel et sur les effets physiologiques extérieurs ou objectifs produits par l'énergie lumineuse ; ces considérations forment une première partie dans laquelle j'ai eu seulement à grouper et à commenter des faits déjà connus pour la plupart ; je n'y ai guère ajouté que des considérations théoriques et des vues d'ensemble.

Une idée dominante m'a guidé dans ce livre : c'est que tout se tient en physiologie, et que ce n'est pas se spécialiser que d'étudier les fonctions d'un organe plus accessible mais plus délicat et plus important que les autres ; c'est la spécialité des méthodes qui fait croire à la division de la science en catégories plus ou moins isolées. En réalité, la science est une et ses lois sont générales, seulement elles se montrent plus clairement à chacun sur un point que sur un autre : c'est là qu'on doit les poursuivre.

Est-il une loi plus importante et d'une portée plus étendue que celle de l'adaptation de la sensibilité aux conditions extérieures qui la mettent en jeu (1) ? Or nulle part cette adaptation n'est plus nette ni plus facile à étudier que dans l'appareil visuel. — La dissociation des sensations de lumière

(1) Voir la belle étude de M. Delbœuf : *Théorie générale de la Sensibilité* (dans les *Éléments de Psycho-Physique*, Paris, 1883).

et de couleur, que j'ai démontrée expérimentalement en 1877, n'est plus un fait isolé depuis les
recherches analytiques qui ont été faites dans ces
derniers temps et qui ont amené notamment la
découverte des nerfs du chaud et des nerfs du
froid (1). — On trouvera décrits dans les pages
suivantes d'autres phénomènes frappants qu'on
ne saurait vouloir cantonner dans le domaine de
la vision ; les uns, comme l'inertie du nerf optique,
ont été déjà rencontrés ailleurs ; les autres, comme
la dépendance fonctionnelle des éléments rétiniens,
la propagation latérale des impressions lumineuses ou la démonstration du caractère psychique
de certaines sensations induites d'un œil à l'autre,
doivent être recherchés et étudiés dans l'ensemble
de l'organisme.

Ces exemples et d'autres que le lecteur recueil-
lera de lui-même, chemin faisant, montrent la
solidarité de toutes les parties de la science ; il
n'est si petit détail qui ne contribue à l'harmonie
de l'édifice.

A. CHARPENTIER.

Nancy, février 1888.

---

(1) Il y a déjà longtemps que Brown-Sequard a dissocié les différentes
sensations d'origine cutanée, sous le rapport de leur transmission par
la moelle épinière.

TABLE DES MATIÈRES

DEUXIÈME PARTIE

ÉTUDE EXPÉRIMENTALE DES SENSATIONS DE LA VUE

Pages.

LA LUMIÈRE
ET LES COULEURS

AU POINT DE VUE PHYSIOLOGIQUE

PREMIÈRE PARTIE

BASES PHYSIQUES ET PHYSIOLOGIQUES
DE LA SENSATION LUMINEUSE

CHAPITRE I

L'ŒIL ET LA LUMIÈRE

Idée physique de la lumière. — La lumière est une vibration. — Les interférences. — Complexité de la lumière blanche. — Fréquence et longueurs d'onde des vibrations lumineuses. — Analyse de la lumière par l'œil. — Les couleurs. — Place des couleurs dans le spectre. — Mélange des couleurs. — Résumé.

Idée physique de la lumière. — L'œil est l'organe sensoriel qui nous met en rapport avec l'agent extérieur que nous appelons *lumière*.

Quelle idée générale se fait-on de cet agent au point de vue physique ?

On a cru longtemps que la lumière était composée par des particules d'une matière très ténue que les objets lumineux envoyaient de toutes parts ; mais il est démontré, surtout depuis les travaux de Fresnel, qu'il ne s'agit pas là d'une matière à proprement parler, mais d'un état vibratoire de la matière; encore la substance qui est le siége de ce mouvement vibratoire n'est-elle pas pesante; elle existe partout où n'est pas la matière pesante et remplit les interstices des atomes et des molécules de cette dernière; on l'appelle l'*éther*.

Il est de fait que la lumière peut se propager dans le vide le plus parfait que nos moyens actuels nous permettent d'atteindre, et que plus le vide devient parfait, c'est à dire plus se raréfie et s'atténue la matière pesante, plus la lumière se propage avec rapidité dans l'espace. Il faut donc qu'indépendamment des molécules pondérables, qui paraissent retarder le mouvement lumineux, il existe quelque chose de beaucoup plus subtil par lequel se transmet la lumière. Ce quelque chose qu'on l'appelle *fluide* ou autrement, qu'on s'en fasse l'idée qu'on voudra, c'est ce que tout le monde nomme l'*éther*.

Cet éther doit présenter une élasticité bien grande et une densité bien faible, puisque la vibration lumineuse le parcourt avec une vitesse de 300,330 kilomètres par seconde (vitesse dans l'air, d'après M. Cornu), et que dans le vide cette vitesse s'élèverait à 300,400 kilomètres. Comment ces mesures ont-elles pu être faites, ce n'est pas le lieu de l'exposer; mais elles sont extrêmement rigoureuses.

La lumière est une vibration. — La théorie vibratoire de la lumière n'est pas une simple hypothèse ; c'est l'expression d'un ensemble de faits qui ne peuvent s'expliquer que si la lumière est une vibration.

Reportons-nous aux vibrations sonores, c'est à dire à celles qui donnent naissance à des sons ; celles-là, on peut les étudier directement, on peut même enregistrer leur forme à l'aide de la méthode graphique. Forçons un diapason, une corde vibrante, l'air d'un tuyau sonore, à marquer la trace de leurs oscillations sur un papier qui se déplace d'un mouvement uniforme, cette trace aura la forme d'une courbe sinueuse.

En étudiant de près cette courbe, on découvre plusieurs faits importants :

1° L'amplitude des sinuosités de la courbe, ce qui correspond à la grandeur du mouvement de déplacement, de va-et-vient du corps sonore, augmente avec la force du son ;

2° Les sinuosités sont régulièrement espacées, ce qui veut dire que les oscillations sonores sont isochrones ; chacune d'elles dure le même temps pour un son donné ;

3° Les sinuosités sont d'autant plus rapprochées les unes des autres, c'est à dire que les vibrations sont d'autant plus fréquentes, ou plus rapides, ou plus nombreuses en un temps donné, que le son est plus élevé ;

4° Les sinuosités ont des formes différentes pour un même son, suivant l'instrument qui le produit, mais on peut reproduire toutes les formes en superposant 1, 2, 3, 4,.... vibrations de forme simple, élémentaire (forme dite *sinusoïde* ou encore *pendulaire*, celle qui correspond aux vibrations du diapason), qui seraient 1, 2, 3, 4... fois plus fréquentes que la vibration considérée. La forme de la vibration correspond au degré de complexité du son, à son degré de richesse en sons harmoniques, à ce qu'on nomme le timbre.

C'est l'air qui transmet les sons le plus ordinairement. Or, chaque choc du corps vibrant produit dans l'air une certaine pression qui se transmet de proche en proche avec une vitesse uniforme; plus les chocs des corps vibrants sont fréquents, et plus les couches d'air pressées sont nombreuses dans un espace donné, plus elles sont rapprochées les unes des autres; la distance entre deux couches pressées successives s'appelle longueur d'onde du son dans l'air; donc, plus la fréquence des vibrations sonores est grande, plus la longueur d'onde est petite; aux sons élevés correspondent donc de faibles longueurs d'onde (vibrations nombreuses), de même qu'aux sons graves correspondent de grandes longueurs d'onde (vibrations lentes ou peu fréquentes).

Les interférences. — Mais la vibration ne consiste pas simplement en chocs successifs du corps vibrant; chaque mouvement dans un sens est suivi d'un mou-

vement en sens contraire ; la vibration totale est donc
double et peut être divisée en deux vibrations simples dont chacune a sur l'air ambiant des actions
opposées : la première, par exemple, comprime l'air,
la seconde le déprime, le raréfie, de sorte qu'une
compression est immédiatement suivie d'une dépres-
sion et réciproquement ; compressions et dépressions
se succèdent alternativement ; c'est ce qu'on appelle
la *succession des ondes condensantes et des ondes dila-*
tantes.

Or, supposons que par un artifice qui a été réalisé
de plusieurs manières, on fasse arriver au même endroit de l'air (ou, si l'on veut, dans l'oreille), des
vibrations sonores de même fréquence, de même
longueur d'onde, produisant par conséquent le même
son, mais à des phases opposées de la vibration ;
c'est à dire que, tandis que la première vibration
tendra à condenser, à comprimer l'air, la seconde
tendra au contraire à le déprimer, à le raréfier. Si les
deux actions ont la même force, si les deux vibrations
ont la même amplitude, l'air sera soumis en même
temps à deux efforts opposés qui s'entredétruiront ;
au lieu de son on aura le silence. On appelle interférence cette extinction du son.

Or, l'interférence est un phénomène qui ne peut
se produire que dans le mouvement vibratoire, et
dont l'existence démontre par elle seule l'existence
de ce mouvement. C'est justement ce qui s'est passé

pour la lumière ; Fresnel a réussi en superposant d'une façon convenable deux rayons lumineux, de phase contraire, à les éteindre l'un par l'autre ; c'est depuis cette expérience frappante, plus tard confirmée, développée, variée d'une infinité de manières, que l'on considère la lumière non plus comme une projection de particules matérielles, mais comme une vibration, un mouvement ondulatoire ; mais comme l'esprit ne peut se figurer de mouvement sans matière, on imagine que les ondulations lumineuses siègent dans une substance nommée éther, que l'on n'a pu ni voir, ni peser, ni mesurer, ni définir, mais que l'on sait avoir certains rapports avec la substance qui sert de siège aux phénomènes électriques, et qui en tout cas représente pour nous le substratum de la lumière.

Complexité de la lumière blanche. — Il est remarquable que Newton, qui a cru à la matérialité de la lumière, est le même homme qui a démontré la complexité de cette lumière, qui l'a décomposée en rayons de diverses couleurs et de réfrangibilités différentes (nous disons aujourd'hui de différentes longueurs d'onde).

La décomposition de la lumière blanche par Newton est une expérience à la fois physique et physiologique. Elle est physique en ce sens qu'elle démontre l'existence de *plusieurs* espèces de lumières, comme on connaît plusieurs espèces de sons. Elle a une grande importance physiologique en montrant combien est profonde la distinction qu'il faut établir entre les propriétés *extérieures* des choses et l'action *intérieure* que ces choses produisent sur nos sens et sur notre cerveau. Voilà une foule de rayons de couleurs variées, qui nous procurent les sensations les plus différentes et les plus frappantes quand ils agissent chacun séparément sur notre rétine ou quand ils en frappent des parties distinctes; réunissez-les sur le même espace, ils donnent une impression une, simple, *non analysable* par la pensée. Quelle plus belle et plus directe démonstration de la *spécificité*, si l'on peut dire, des phénomènes physiologiques ! Qui ne voit que la lumière, cette chose extérieure dont l'existence en dehors de nous peut en somme être mise en évidence par d'autres effets que la sensation lumineuse, n'est plus lumière quand elle entre en nous, puisqu'elle perd dans des circonstances données son caractère distinctif, puisque chaque rayon agit sur notre cerveau tantôt sous forme de couleur spéciale, tantôt sous forme de sensation incolore commune à tous les rayons ?

Fréquence et longueur d'onde des vibrations lumineuses. — Quoi qu'il en soit, pour rester actuellement dans le domaine physique, il est bien prouvé que la lumière n'est pas un seul agent, une seule espèce de vibration, mais qu'elle comprend un ensemble de nombreuses vibrations différentes, dont

chacune a sa fréquence et sa longueur d'onde particulière.

Fréquence colossale et longueur d'onde bien faible,
puisque les dernières radiations rouges, les plus longues, comportent 394.000.000.000.000 d'ondulations
(394 trillions) par seconde, lesquelles ondulations
sont longues seulement de 761 millionièmes de millimètre (o mètre, 000.000.761).

A partir de ces rayons rouges jusqu'aux derniers
rayons violets, il y a une infinité de vibrations lumineuses différentes, de fréquence croissante et de longueur d'onde de plus en plus petite ; les rayons violets extrêmes ont une longueur d'onde de 396 millionièmes de millimètre et une fréquence de 758 trillions
de vibrations par seconde.

En admettant que les plus élevés des sons perceptibles correspondent à 100.000 vibrations par seconde, ce qui est très certainement exagéré, leur longueur d'onde dans l'air serait d'un peu plus de 3 millimètres, c'est à dire plus de 1.000.000 de fois plus
considérable que les dernières ondes lumineuses. On
voit quel hiatus immense sépare au point de vue
physique les agents extérieurs qui produisent le son
et ceux qui produisent la perception de la lumière.

Cet hiatus ne pourrait-il pas être comblé par des
radiations intermédiaires qui seraient inaccessibles à
nos sens ? D'une part il y a certainement des vibrations matérielles beaucoup plus rapides que 100.000

par seconde, vibrations que l'oreille ne perçoit pas, mais que le perfectionnement des méthodes permettra de déceler un jour ; et d'un autre côté, en dehors des radiations que l'œil perçoit, et formant avec elles une échelle continue, il y a d'autres radiations de nature identique, les unes plus courtes, les autres plus longues, et qui peuvent se manifester par l'intermédiaire d'instruments ou de réactions appropriés.

Les radiations ultra-rouges, invisibles, mais chaudes dans une certaine mesure et qu'on appelle *radiations calorifiques*, ont une longueur d'onde plus grande que celle des rayons lumineux et une fréquence beaucoup moindre. J. Müller a pu observer une radiation solaire de 4,8 millièmes de millimètres de longueur d'onde (63 trillions par seconde), et tout récemment le physicien américain Langley a poussé, dit-il, ses investigations jusqu'à la radiation de 3 centièmes de millimètre de longueur d'onde. Ces dimensions se rapprochent de celles des ondes sonores les plus rapides, mais il ne faut pas oublier que celles-ci ont pour siège la matière pesante tandis que celles-là se font dans l'éther, et que la différence énorme qui existe entre la vitesse de propagation du son et celle de la lumière crée une grande disproportion entre les fréquences relatives de ces deux ordres de vibrations. Ainsi tandis que la lumière parcourt 300.330.000 mètres par seconde, le son n'en parcourt que 330 environ.

Donc l'hiatus existe et ne paraît pas devoir se combler entre les ondes matérielles et les ondes éthérées au point de vue de la rapidité. Mais cet hiatus est bien plus grand encore entre les ondes qui agissent sur l'oreille et celles qui agissent sur l'œil, car si parmi les ondes matérielles un grand nombre sont perçues comme sons, une très petite partie seulement des vibrations de l'éther nous est directement accessible par la vision.

On remarquera, à ce propos, non pas seulement l'insuffisance de nos sens sous le rapport de leur correspondance aux agents extérieurs, mais surtout la distinction profonde à établir entre les sens et le cerveau, car c'est le cerveau qui, en faisant subir à ces agents physiques que les sens ne voient ni n'entendent, des transformations diverses, les rend indirectement accessibles à l'œil et à l'oreille.

Analyse de la lumière par l'œil. — Revenons au sens de la vue. En dispersant à l'aide d'un prisme ou d'un réseau les rayons qui composent la lumière blanche, on étale, on place côte à côte sur une certaine étendue ces rayons divers. Ils sont divers en effet, d'un côté par certaines de leurs propriétés physiques : réfrangibilité, longueur d'onde, fréquence vibratoire, et d'un autre côté par leurs propriétés physiologiques ; en effet, tant qu'ils sont ainsi séparés, isolés les uns des autres, ils nous donnent une sensation de couleur, et cette sensation est spéciale pour

chacun d'eux. Du rouge jusqu'au violet il y a une
échelle continue, une gamme de nuances différentes,
gamme spéciale puisque chaque degré n'est pas nettement distinct du précédent et du suivant, comme
dans la gamme acoustique ; d'un rayon à l'autre la
dégradation est insensible, de sorte qu'il est impossible d'établir dans le spectre solaire de divisions rigoureusement limitées ; on a bien divisé ce spectre
en régions ou en couleurs principales, mais cela est
artificiel et répond seulement à notre besoin de logique, de classification ; en somme, il y a dans le
rouge une infinité de nuances diverses, aussi bien
que dans le jaune, dans le vert, dans le bleu ; une
zone spectrale ne ressemble rigoureusement qu'à elle-
même et diffère par quelque point de la zone qui précède et de celle qui suit, de sorte qu'on peut dire que
chaque radiation lumineuse *isolée* a des caractères
spécifiques au point de vue physiologique comme au
point de vue physique. En effet, comme elle diffère
par ses caractères physiques, elle diffère par un caractère physiologique important : la couleur.

Les couleurs. — Il y a autant de couleurs que de
radiations visibles, c'est à dire une infinité. Cependant il faut bien ramener cette infinité de couleurs à
un certain nombre de types, et c'est là qu'on ne s'entend guère.

Il y a bien un certain nombre de classes de couleurs qui sont acceptées par tout le monde ; ainsi

tout le monde sait ce que c'est que du rouge, du bleu, du jaune, du vert. Mais il y a du rouge plus ou moins jaune et du jaune plus ou moins rouge, de sorte que personne ne sait où finit le rouge et où commence le jaune; de même pour les autres couleurs.

Aussi lorsqu'on veut partager les différentes nuances du spectre en un certain nombre de couleurs simples ou principales, on ne s'entend plus. Newton avait divisé le spectre en sept couleurs : rouge, orangé, jaune, vert, bleu, indigo, violet. Tout le monde admet aujourd'hui que l'indigo ne se distingue guère du bleu; et, de fait, Newton n'avait introduit cette couleur que pour diviser le spectre en parties à peu près égales; or, comme il n'étudiait que le spectre prismatique (spectre produit par la réfraction de la lumière blanche à travers un prisme de verre ou d'une autre substance transparente), et que la dispersion, l'étalement des diverses couleurs est plus grand pour les rayons les plus réfrangibles, la partie bleue-violette du spectre occupait une étendue beaucoup trop considérable par rapport à la partie rouge-jaune.

L'indigo supprimé comme type de couleur, il reste six types principaux; mais encore l'orangé, par exemple, n'a-t-il pas la même valeur spécifique que le jaune ou le rouge, car chacun y distingue à la fois du jaune et du rouge? Et le violet, bien qu'il soit à

l'un des bords extrêmes du spectre, est-il une couleur, je ne dis pas simple, car ce mot a une significa-
tion spéciale que nous verrons plus tard, mais ty-
pique ? Personne ne pourra faire que je ne voie dans
le violet à la fois du rouge et du bleu.

Place des couleurs dans le spectre. — Mais, peu importe, conservons pour la forme les six couleurs typiques. Voici quelle est à peu près leur situation dans
le spectre. J'emprunte à Rood (1) le tableau suivant ;
les longueurs d'onde sont exprimées en millionièmes
de millimètre.

Le milieu de l'espace rouge pur correspond à la longueur

			d'onde 700
—	rouge orangé	—	621
—	orangé pur	—	597
—	jaune orangé	—	588
—	jaune proprement dit	—	581
—	vert	—	527
—	vert-bleu	—	508
—	bleu cyané	—	496
—	bleu pur	—	473
—	bleu violet	—	438
—	violet	—	406

En réalité, je ne saurais trop insister sur ce point,
ces divisions sont artificielles ; il n'y a pas de couleurs pures ou typiques : les types de couleurs sont
des *moyennes* d'un certain nombre de nuances très
rapprochées et formant groupe à part dans le spectre ;

(1) Rood, *Théorie scientifique des couleurs.*

si le groupe est plus ou moins étendu, s'il s'appuie un peu plus à droite ou à gauche, on a des moyennes différentes. Chaque radiation spectrale est une couleur simple qui ne ressemble pas exactement à ses voisines, et cette couleur, pour un œil exercé, peut suffire pour caractériser sa position dans le spectre ; il faut dire que l'œil ne possède pas sous ce rapport la sensibilité d'un bon micromètre, mais cependant il possède sa sensibilité spéciale et peut servir jusqu'à un certain point d'instrument d'analyse physique des radiations.

On contestera peut-être que l'œil puisse être comparé à un instrument d'optique, à un spectroscope ; et cependant ce mot traduit exactement ma pensée ; oui, dans certains cas et sous certaines conditions, l'œil est un instrument au service du cerveau, et c'est même sous ce point de vue spécial que je compte l'envisager dans la suite de cette étude ; mais il y faut certaines conditions sur lesquelles j'aurai à revenir.

Mélange des couleurs. — Arrêtons-nous un instant sur ce fait que l'œil peut servir à l'analyse physique des radiations *visibles*. Cela est absolument vrai (au moins pour les yeux normaux), mais encore à une condition expresse, c'est qu'on lui présente ces radiations dispersées ou isolées dans l'espace, *et non pas réunies ensemble au même endroit*. La lumière blanche, par exemple, contient tous les rayons du spectre ;

or, la sensation correspondante est indéfinie comme couleur ; on peut l'obtenir, cette sensation de blanc, avec une infinité de groupements différents de rayons pris 2 à 2 ou en plus grand nombre. Dispersez ce blanc par un prisme ou par un réseau, c'est à dire isolez dans l'espace les différents rayons composant cette lumière non analysée par l'œil, et immédiatement vous définissez le mélange.

Mais ce changement, cette falsification, pourrait-on dire, de la sensation, ne s'opère pas seulement lorsqu'existent sur le même point les éléments constituants du blanc, elle s'opère à un degré moindre, mais variable, toutes les fois que deux radiations quelconques ou davantage sont réunies en même temps sur le même espace.

Réunissez au même endroit du rouge et du jaune, vous aurez une couleur intermédiaire : de l'orangé ; le jaune et le bleu donneront du vert ; le vert et le violet, du bleu. Le violet et le rouge donneront une nouvelle nuance qui n'existe pas à l'état simple : le pourpre. Donc deux couleurs peu éloignées dans le spectre donneront par leur mélange une couleur intermédiaire (je parle du mélange des couleurs spectrales et non de celui des couleurs employées par les peintres ; ce sont, malgré l'identité du mot, deux choses absolument différentes). Mais la couleur du mélange n'aura pas exactement la même valeur que la couleur spectrale correspondante ; elle paraîtra plus ou moins blanchâtre, ou, comme on dit, plus ou moins *saturée*. (On appelle en effet *saturation* l'absence de blanc dans une couleur, ou plutôt dans la sensation produite ; on se place donc au point de vue subjectif. Les couleurs extérieures les plus saturées sont les couleurs spectrales ; plus une couleur paraît contenir de blanc, moins elle est dite saturée).

En outre, plus les deux couleurs composantes seront éloignées l'une de l'autre, jusqu'à une certaine limite, et plus la couleur du mélange sera blanchâtre. J'ai dit jusqu'à une certaine limite, car cette limite atteinte, le mélange n'est plus coloré, mais *blanc*.

Le blanc est une sensation spéciale qui ne correspond plus à une condition physique une et bien définie, mais à un fait interne, physiologique ou psychologique, comme on voudra, se produisant quelque part dans l'appareil visuel.

Le blanc n'est pas un fait physique défini ; en effet, on peut produire le blanc de mille façons, et, surtout, ce qui nous intéresse le plus ici, par la superposition d'un couple de radiations spectrales choisies convenablement. Un très grand nombre de ces couples sont possibles ; les couleurs de chacun de ces couples sont appelées *couleurs complémentaires*.

Les couleurs complémentaires sont donc toutes celles qui, prises deux à deux, produisent du blanc par leur mélange.

Ainsi le rouge spectral et le bleu verdâtre donnent du blanc ; ils sont complémentaires. De même pour l'orangé et le bleu ; le jaune spectral a pour complémentaire le bleu indigo ; le jaune verdâtre a pour complémentaire le violet.

Le vert est la seule couleur spectrale qui n'ait pas de complémentaire simple dans le spectre ; son complément doit contenir le rouge extrême et le violet

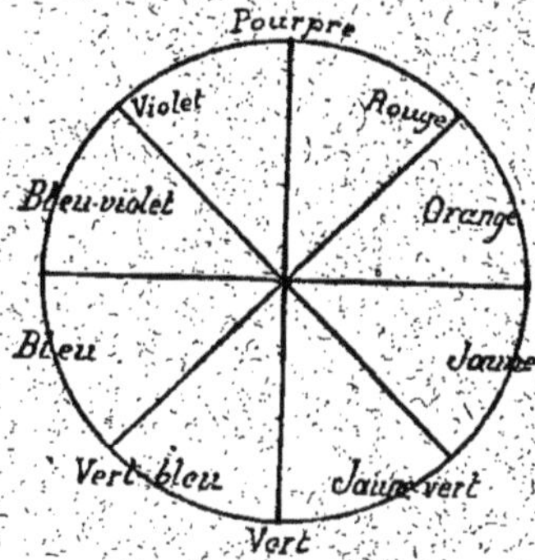

Fig. 1. — Schéma indiquant les rapports des couleurs les unes avec les autres.

extrême, ce qui répond, comme nous l'avons dit, à la couleur pourpre.

On pourrait donc distribuer les couleurs du spectre sur une circonférence dont elles occuperaient toute l'étendue, l'extrémité violette revenant au contact de l'extrémité rouge. Deux couleurs complémentaires se trouveraient situées à l'extrémité d'un même diamètre, comme l'indique la figure 1. Seul le vert pur serait exactement en face du rayon correspondant au contact des deux extrémités du spectre, et ne pourrait être neutralisé que par un mélange des couleurs situées à ces deux extrémités. Cette figure est, bien entendu, un simple schéma.

Si l'on mélange deux couleurs spectrales plus éloignées que les couleurs complémentaires, par exemple du rouge et du bleu, du rouge et du violet, de l'orangé et du violet, on obtient une teinte intermédiaire comme précédemment, mais cette teinte est contenue sur la partie la plus petite que ces couleurs interceptent sur la circonférence. Par exemple, du rouge et du violet donnent du pourpre par leur mélange, et non du vert. Du violet et de l'orangé donnent un rouge blanchâtre, et non pas du bleu; etc.

Résumé. — Nous avons, dans ce chapitre, constaté ou rappelé plusieurs faits qu'on ne doit pas perdre de vue : la lumière est un agent physique extérieur constitué par des vibrations extrêmement rapides ; il n'y a pas, au point de vue physique, une seule lumière, mais il y en a plusieurs espèces (comme il y a plusieurs sons) suivant la rapidité de ces vibrations ; chaque espèce de lumière simple produit dans l'appareil visuel une sensation spéciale, à condition qu'elle agisse isolément; l'action simultanée sur la rétine de plusieurs espèces de lumières simples produit un nouveau phénomène essentiellement physiologique, qui consiste non pas, comme on le dit souvent, dans le *mélange*, mais dans une certaine *modification*, des sensations de couleur primitives.

Il suit de là que l'œil est incapable de faire l'analyse de la lumière composée ; l'œil est, à l'opposé de l'oreille, qui analyse les sons avec une grande perfection, un appareil synthétique. Il ne peut servir à définir la lumière que si on lui présente isolés les différents rayons dont cette lumière se compose ; opération purement physique qui se fait par le moyen du spectroscope.

CHAPITRE II

TRANSFORMATIONS DIVERSES DE L'ÉNERGIE LUMINEUSE

La lumière est une forme de l'énergie. — La lumière a-t-elle un équivalent physique ? — Transformations de la lumière. — Actions photochimiques. — L'action de la lumière est élective. — La lumière agit sur les êtres vivants.

La lumière est une forme de l'énergie. — Avant de clore la courte introduction physique dont j'ai dû faire précéder l'exposé de mes recherches, je dois insister sur les transformations diverses que subit la lumière et sur son origine.

Il est banal aujourd'hui de répéter que tous les agents extérieurs à l'homme, toutes les forces naturelles, comme on dit quelquefois, ne sont que des transformations variées, des formes spéciales d'une même force ou mieux d'un fonds commun d'énergie que l'on suppose constant dans l'univers. Quant aux forces intérieures, activité musculaire, activité nerveuse, pensée, elles ont leur source dans les activités extérieures, que l'organisme transforme à sa façon. Le muscle par exemple tire sa puissance de la combustion (ou d'une transformation chimique équivalant à la combustion) de matériaux nutritifs venus du dehors ; ces matériaux sont empruntés soit au corps d'autres animaux, soit aux plantes ; mais c'est encore dans les plantes que les animaux de boucherie prennent leur nourriture ; et quant à la plante elle-même, elle ne fait qu'emmagasiner sous forme de synthèse chimique l'énergie des rayons solaires. C'est là un exemple bien connu des transformations de l'énergie ; on pourrait y en ajouter beaucoup d'autres tout aussi saisissants pour arriver à cette conclusion : toute force, toute activité, toute énergie vient d'une quantité d'énergie équivalente qui a changé de forme.

Il y a donc un grand intérêt à suivre l'énergie dans ses transformations et dans ses origines ; elle est souvent cachée à nos sens, mais elle se découvre à notre esprit, précisément grâce aux modifications sensibles qu'on peut lui faire subir. Qu'est-ce par exemple que l'électricité ? Personne ne le sait, et pourtant il n'y a pas de puissance plus sous notre main ; on la mesure, on la pèse, on la dose avec la dernière précision ; pourquoi ? parce qu'il est facile de la transformer en une force mécanique, ou une quantité de chaleur équivalente.

Personne ne sait non plus d'une façon précise ce que c'est que la lumière, bien qu'on soit sous ce rapport plus avancé que pour l'électricité ; on a démontré que c'est un mouvement vibratoire, on a mesuré ses vibrations, on sait même, par l'étude des phénomènes de polarisation, que la vibration lumineuse s'exécute perpendiculairement à la direction du rayon lumineux, et c'est tout. Par quel procédé la vibration lumineuse prend-elle naissance ? Quelle est la constitution du milieu nommé éther, dans lequel on suppose qu'elle se propage ? Comment s'y propage-t-elle ? C'est ce qu'on ignore.

Mais on sait que la lumière naît aux dépens d'autres formes de l'énergie à coup sûr équivalentes : quand elle naît par combustion, comme dans nos sources de lumière les plus usitées, elle absorbe l'énergie potentielle des affinités chimiques ; quand elle naît par incandescence (métaux rougis, lampes électriques), elle absorbe de la chaleur, ou du travail mécanique, ou du travail électrique ; naît-elle par phosphorescence, elle provient d'une absorption préalable de lumière ou de chaleur rayonnante. Quant aux corps lumineux que nous avons le plus souvent sous les yeux, ils ne dégagent pas de lumière par eux-mêmes, mais ne font que réfléchir ou diffuser mécaniquement les rayons venant d'une autre source.

La lumière a-t-elle un équivalent physique ? — La mesure de ces transformations n'a pas été faite. Elle ne peut pas l'être tant qu'on ne connaîtra pas l'équivalent physique ou mécanique de la lumière. Or, on verra plus tard combien cette question est difficile, parce que c'est un problème physiologique dont les termes sont complexes. Pour le moment, il faut savoir que ce qui se manifeste à nous comme lumière, ce n'est pas la lumière elle-même, considérée comme agent physique ; c'est la modification spéciale produite dans l'appareil visuel par cet agent physique et appréciée par le cerveau. Or, cette modification physiologique peut être équivalente en énergie à l'action lumineuse extérieure, mais elle peut tout aussi bien être plus grande ou plus petite que cette action elle-même : plus petite, cela se comprend, si toute la lumière n'agit pas physiologiquement ; plus grande, si la lumière intervient comme force de dégagement pour provoquer la chute d'une certaine quantité d'énergie potentielle accumulée, comme l'étincelle qui met le feu à un tas de poudre et qui, à coup sûr, est loin d'avoir une énergie équivalente à celle qui est dégagée dans l'explosion.

En outre, de l'énergie dégagée par l'action de la lumière sur l'œil, le cerveau ressent-il tout ou partie ? La sensation représente-t-elle toute l'excitation, ou du moins toute l'action produite à la périphérie du nerf optique ? Représente-t-elle une énergie moindre ou supérieure ? Autant de questions qu'il est nécessaire de poser, qu'on s'est déjà même en partie posées sous une autre forme, mais auxquelles il est pour le moment impossible de répondre.

Le système nerveux est un domaine immense et peu accessible ; l'excitation périphérique d'un nerf sensible (ici c'est le nerf optique) serait-elle exactement déterminée et connue en qualité et en quantité, il serait encore impossible pour le moment de prévoir quelles modifications elle subirait dans son trajet à travers le cerveau jusqu'à ce qu'elle agisse comme sensation ou comme idée. Il est bien connu en effet, grâce à Brown-Sequard, que les différentes parties du système nerveux peuvent agir les unes sur les autres, soit pour augmenter soit pour diminuer leur activité et leur puissance.

C'est un sujet sur lequel nous aurons à revenir ; contentons-nous actuellement de conclure que l'énergie de l'action nerveuse et à plus forte raison l'énergie de la sensation n'est certainement pas d'une façon générale l'équivalent exact de l'énergie lumineuse absorbée par l'excitation du nerf optique.

Il n'y a donc pas d'équivalent mécanique de la lumière considérée en tant que sensation, ou plutôt cet équivalent serait variable avec chaque cas particulier ; pour le déterminer il faudrait connaître exactement et jusqu'à la dernière, les transformations diverses et multiples subies par la lumière dans son trajet cérébral à partir de la rétine. Le problème peut être au moins posé ; sa solution est lointaine, mais on peut l'aborder par parties, et, en procédant patiemment et méthodiquement, rien ne dit que cette solution se dérobe à nos efforts.

Transformations de la lumière. — Commençons par

nous demander quelles transformations directes la lumière peut subir d'après ce que nous connaissons actuellement. Ce sera un point de départ utile à se rappeler dans la suite.

D'abord la lumière peut nous être connue autrement que par la sensation ; au point de vue de sa nature et de ses propriétés physiques, elle se comporte comme la chaleur rayonnante ; comme celle-ci elle se réfléchit, se réfracte, se diffuse, se polarise, interfère, etc., ou d'une façon générale toutes les radiations, qu'elles soient visibles ou non, ont des propriétés physiques identiques, au degré près ; elles ont donc la même nature les unes que les autres, seulement les radiations lumineuses ont une propriété de plus, celle de produire des sensations lumineuses ; mais ces radiations n'ont rien de spécial pour cela, que leur réfrangibilité particulière et le peu d'espace qu'elles occupent dans l'échelle totale des radiations.

La lumière est chaude comme la chaleur rayonnante ; cela veut dire que, reçue sur un appareil thermométrique suffisamment sensible, elle se transforme en chaleur sensible, laquelle produit ses effets ordinaires, dilatation, courant électrique, etc.

Voilà une première transformation ; mais est-ce un changement de nature ? Non. La chaleur sensible est simplement de la chaleur moins réfrangible, à vibrations plus longues et moins rapides, avec cette différence qu'une partie de ces vibrations est absorbée et employée à dilater la matière qui les reçoit et à élever sa température.

La lumière peut donc se transformer en vibrations obscures plus lentes, c'est un fait extrêmement commun qui trouve son analogue dans la production de la phosphorescence par des vibrations ultra-violettes : dans ce dernier phénomène, des radiations à ondes très rapides se transforment encore simplement en ondes plus lentes ; seulement, comme ces ondes plus lentes se trouvent situées dans la partie visible de l'échelle spectrale, le phénomène est plus frappant, et, de fait, il a attiré le premier l'attention ; mais la phosphorescence n'est qu'un cas particulier d'un fait très général, la diminution de fréquence ou de réfrangibilité des radiations, lumineuses ou non, dans leur absorption par la matière pondérable.

La transformation inverse est-elle possible ? Oui, et Tyndall l'a réalisée, dans un cas particulier, à l'aide d'un artifice expérimental consistant à concentrer par une lentille convergente obscure des rayons calorifiques ultra-rouges en un court foyer où se produisait l'incandescence d'un métal. Mais cette possibilité démontrée, il n'en est pas moins vrai que la transformation des radiations spectrales quelconques en radiations plus rapides et plus réfrangibles est tout à fait exceptionnelle.

La lumière peut produire des effets mécaniques, puisque en somme c'est une forme de la chaleur et que nous l'avons vue dilater les corps, par exemple; mais ces effets ne paraissent pas directs et semblent plutôt succcéder à une action immédiate d'ordre moléculaire, développement de chaleur sensible, changements d'états chimiques ou physiques, etc. Vogel cite un curieux exemple d'action moléculaire produit par la lumière : Lorsqu'on expose pendant plusieurs mois à la lumière des cristaux bien formés de réalgar (sulfure d'arsenic rouge natif), ils deviennent friables et tombent en poussière sans que leur composition chimique soit modifiée. Moser a aussi montré que la lumière change l'état physique de la surface des corps : toutes les surfaces qu'elle a frappées condensent plus fortement que les autres, les vapeurs de l'eau ou du mercure. C'est une expérience analogue de Daguerre (condensation des vapeurs de mercure par l'iodure d'argent insolé) qui est devenue le point de départ de la photographie pratique.

Actions photochimiques. — Les actions chimiques de la lumière sont très nombreuses. Elle décompose certains sels, chlorures, iodures, bromures, cyanures, azotates d'argent, dont elle réduit et dépose le métal; elle produit des effets analogues mais moins marqués, sur les mêmes sels de mercure, de fer, de platine; elle réduit l'acide azotique, l'acide chromique, le bichromate de potasse et d'autres composés métalliques suroxygénés.

Dans d'autres réactions, au contraire, au lieu d'intervenir comme force décomposante, la lumière provoque ou favorise des combinaisons diverses, surtout des oxydations de matières organiques, bitume, essences, vernis, résines ; la résine de gaïac bleuit en même temps qu'elle s'oxyde à la lumière. Elle provoque l'union, avec explosion, du chlore et de l'hydrogène.

Disons en passant que ces deux modes opposés de réactions chimiques sont favorisés l'un par l'autre, ce qui donne lieu aux actions révélatrices utilisées en photographie. Ainsi la réduction des sels d'argent par la lumière est beaucoup plus facile en présence d'une matière organique oxydable, papier, albumine, amidon, substances qui peuvent même décomposer ces sels après avoir été seules exposées à la lumière.

Une des actions photochimiques les plus importantes et les mieux étudiées est la réduction de l'acide carbonique de l'air par la chlorophylle sous l'influence de la lumière absorbée par les feuilles vertes.

Dans tous ces exemples et un grand nombre d'autres, la lumière se transforme en action chimique ou moléculaire. Elle n'agit que là où elle est absorbée, et en proportion de cette absorption. Mais la lumière absorbée n'est pas ordinairement équivalente à l'intensité de la réaction chimique produite ; le plus souvent celle-ci lui est supérieure, et la réaction était déjà à l'état de tendance, la lumière n'intervenant que pour dégager l'énergie potentielle préalablement accumulée dans les corps en présence. Dans certains cas toutefois, surtout dans les actions réductrices, la lumière absorbée paraît devoir représenter la totalité de l'effet chimique réalisé.

Mais un fait remarquable est que tous les rayons ne sont pas également aptes à produire une réaction chimique donnée.

Ainsi sur les sels d'argent les rayons rouges n'agissent pas ou presque pas ; la réduction commence dans le vert, atteint son maximum dans le bleu (raie H) et diminue presque dans les rayons ultra-violets ; la chlorophylle au contraire ne réduit l'acide carbonique qu'en absorbant les rayons lumineux les moins réfrangibles, rouges, orangés, jaunes. Le chlorure ferreux et le ferrocyanure de potassium formeraient lentement du bleu de Prusse, surtout sous l'action des rayons rouges et ultra-rouges (Herschell).

Il faut dire que des rayons en apparence inactifs peuvent agir sous certaines conditions. Par exemple, les rayons rouges n'agissent pas sur les sels d'argent ; mais si on mêle à ces sels une substance inerte absorbant le rouge, la réduction de l'argent se manifeste (Vogel). D'un autre côté, les mêmes rayons rouges noircissent le chlorure d'argent, sans aucun intermédiaire, si l'on a seulement exposé ce corps à l'action commençante des rayons lumineux réfrangibles ; dans ce cas ils ont *continué* l'action commencée par ces derniers, Becquerel les appelle alors rayons *continuateurs* des rayons plus réfrangibles qu'on peut nommer *excitateurs*. On sait que les rayons de la partie rouge du spectre continuent également la phosphorescence suscitée par ceux de la partie violette.

On dirait donc que les molécules d'une substance photochimique donnée sont aptes à vibrer plus ou moins violemment sous l'influence des vibrations de même période ou de période plus ou moins analogue, dont l'ébranlement provoque alors un changement d'état dans la substance. L'ébranlement moléculaire une fois imprimé aux molécules pourrait être dans certains cas continué par des vibrations de période différente. Mais le fait capital et qui résume tous les autres est le suivant : les corps qui reçoivent de la lumière absorbent certains rayons à l'exclusion des autres, et ces rayons absorbés sont perdus comme lumière : ils sont transformés soit en chaleur sensible, soit en travail moléculaire, soit en travail chimique.

La lumière peut enfin se transformer en électricité, par plusieurs procédés plus ou moins indirects. Ainsi dans l'actinomètre de Becquerel, un courant se produit entre deux plaques d'argent iodé, dont l'une est exposée à la lumière et l'autre soustraite à son influence. Mais ici on distingue une action intermédiaire qui est la réduction plus ou moins grande de l'iodure d'argent, et l'on sait que toutes les modifications chimiques sont accompagnées de changements de l'état électrique des corps.

Dans la pile de Melloni et d'autres dispositions analogues, la lumière produit aussi un courant, en modifiant l'état électrique de deux métaux en contact.

De plus la résistance de certains corps, surtout du sélénium, du noir de fumée, du noir de platine, etc., est modifiée sous l'influence de la lumière ; c'est à cette propriété que l'on doit par exemple le photophone de Bell dans lequel des rayons intermittents tombant sur un ruban de sélénium intercalé en même temps qu'un téléphone dans le circuit d'une pile, produit dans le courant des modifications d'intensité qui se répercutent sur l'aimant du téléphone et produisent des sons de hauteur variée, suivant le nombre des intermittences lumineuses.

L'action de la lumière est élective. — Dans ces cas comme dans toutes les transformations de la lumière, les divers rayons spectraux n'ont pas la même aptitude, les mêmes propriétés ; il y a des zones de rayons efficaces et d'autres qui ne le sont pas, et même dans la zone efficace il y a des différences de degré entre les rayons qui la composent.

Il y a donc dans les réactions nombreuses, mécaniques, chimiques, calorifiques, électriques ou autres,

produites par la lumière, deux éléments à considérer :
1° la force vive ou l'intensité absolue de la radiation
active, élément dont on ne tient pas toujours assez
de compte et qui, en somme, commande l'intensité
de la réaction ; cet élément est difficile à connaître
exactement, car on ne peut le mesurer que par voie
de transformation de la lumière, et l'on sait que cette
transformation est toujours élective ; 2° la longueur
d'onde ou la réfrangibilité de la radiation, c'est à dire
son rang dans l'échelle spectrale, qui la rend apte
à certaines actions et non à d'autres ; seulement, pour
apprécier exactement la valeur de ce facteur, il faudrait comparer les radiations seulement à force vive
égale, ce qui n'a jamais été tenté et ce qui rend illu-
soire toute conclusion générale.

La lumière agit sur les êtres vivants. — Parlerai-je
des réactions physiologiques de la lumière, c'est à
dire de l'influence de cet agent sur les organes ou les
fonctions des êtres vivants ? Je laisse de côté la fonction visuelle, qui sera étudiée à part. Pour le reste,
l'influence de la lumière est réelle et variée, mais
elle est bien mal définie. Il n'y a guère d'être vivant
qui ne ressente soit en bien soit en mal l'action des
rayons lumineux. Ce sont eux qui commandent la
fonction capitale des plantes vertes, la fonction chloro-
phyllienne ; ils commandent aussi pour leur part
la croissance des cellules végétales, et la forme des
plantes, leurs mouvements (héliotropisme). leur sen-

sibilité (*sensitive, oxalis,* etc.). Mais en revanche ne diminuent-ils pas, comme l'a montré M. Duclaux, la vitalité de la plupart des microbes ?

Le mécanisme de la plupart de ces phénomènes est, disons-le, encore inconnu et l'on n'a même pas toujours pris soin de faire la part des rayons lumineux et des rayons obscurs. C'est bien pis encore pour l'action de la lumière sur les animaux, chez lesquels les réactions réflexes des centres nerveux et les faits d'adaptation au milieu viennent compliquer l'action immédiate que peuvent exercer les différents rayons spectraux.

La mieux connue de ces actions immédiates de la lumière est celle que Brown-Sequard a découverte sur les fibres musculaires de l'iris ; cette action est souvent très notable, elle se produit directement, sans l'intermédiaire de la rétine, et alors même que les fibres nerveuses de l'iris, dans l'œil séparé du corps, sont altérées et ont perdu leurs fonctions ; la contraction pupillaire est produite surtout par les rayons jaunes et non par les rouges, les bleus et les violets.

Quant à l'influence de la lumière sur le développement de certains œufs et l'accroissement de certains animaux, aux phénomènes d'excitation et de mouvement qu'elle produit sur le corps des hydres par exemple, aux modifications de coloration de la peau étudiés par G. Pouchet et par P. Bert, aux phénomènes d'insolation produits par les rayons très réfrangibles et analysés par Ch. Bouchard, ce sont des réactions physiologiques plus ou moins complexes dont nous n'avons pas à envisager le mécanisme.

En somme, aucune conclusion générale ; la lumière peut agir et agit certainement sur le protoplasma vivant ; comment ? nous n'aurons pas dit grand'chose en disant que c'est une action d'ordre moléculaire ou chimique.

CHAPITRE III

L'APPAREIL VISUEL

La lumière peut être sentie sans yeux. — Evolution de l'appareil visuel. — L'œil humain. — Evolution de la fonction visuelle. — Images rétiniennes. — Limites de délicatesse des images rétiniennes. — Aberration. — Expériences sur l'aberration.

La lumière peut être sentie sans yeux. — Arrivons maintenant à l'appareil physiologique spécialement adapté à la réception et à la perception de la lumière, c'est à dire à l'appareil visuel.

Tous les animaux n'ont pas d'yeux, c'est à dire d'appareil nettement différencié sur lequel la lumière agisse d'une façon exclusive ou prépondérante, et cependant tous paraissent excitables par les rayons lumineux.

On connaît les expériences de Trembley sur les hydres, celles de G. Pouchet sur les larves de diptères, celles de Darwin et de Graber sur les vers de terre, celles toutes récentes de F. Plateau sur les chilopodes aveugles. Tous ces animaux, bien que ne présentant extérieurement aucune trace d'appareil visuel, s'aperçoivent nettement qu'une partie quelconque de leur corps est frappée par la lumière, et réagissent, les uns pour éviter, les autres pour rechercher cette excitation. Seulement toute leur surface cutanée paraît également excitable.

Cette excitation diffuse de la surface cutanée par la lumière se retrouve d'ailleurs chez beaucoup d'animaux pourvus d'yeux, comme l'ont prouvé les expériences de Lubbock et de A. Forel sur les fourmis, de Graber sur les blattes et autres insectes aveugles, d'Engelmann sur les grenouilles. (Les fourmis seraient plus sensibles aux rayons ultra-violets qu'aux rayons lumineux). Seulement il faut réserver le nom de *vision proprement dite* à l'activité d'un organe oculaire bien différencié, et distinguer de cette activité celle beaucoup plus vague et moins intense de la peau (perceptions photodermatiques ou dermatoptiques).

Evolution de l'appareil visuel. — La plupart des animaux sont pourvus d'un appareil visuel spécial, dont la présence est facilement reconnaissable à l'amas de pigment bien limité qui l'accompagne et qui en fait partie intégrante.

Il est permis de dire que toutes les fois qu'une partie de la surface cutanée est nettement pigmentée, une absorption plus considérable de lumière s'exerce en cet endroit, et la plupart du temps des filets nerveux s'y distribuent et recueillent l'excitation lumineuse.

L'œil commence donc par un amas de pigment en

rapport avec un nerf centripète, ou plutôt tel est le type le plus simple de cet organe. A mesure que l'évolution animale s'élève on trouve des formes de plus en plus compliquées. Mais il ne faudrait pas croire que cette complexité soit en rapport avec celle du reste du corps. Ainsi déjà beaucoup d'êtres unicellulaires ont un ou plusieurs yeux nettement délimités, mais formés d'une simple tache noire ; les zoospores mêmes des plantes en possèdent.

Il y a plus : M. Georges Pouchet a démontré chez certains de ces organismes formés d'une seule cellule, chez les Pérédiniens (Flagellés), l'existence d'un appareil beaucoup plus perfectionné, comprenant un corps réfringent (cristallin), allongé, arrondi à son extrémité antérieure et plongeant par son extrémité postérieure dans une calotte pigmentaire (choroïde) noire ou rouge.

En considérant l'œil lui-même et en faisant abstraction de l'animal qui le porte, on peut dire que le premier degré de perfectionnement qui se manifeste dans cet organe est la formation d'une rétine : au lieu d'un simple amas de pigment on trouve une véritable membrane formée par les terminaisons du nerf optique et présentant une structure plus ou moins complexe ; toujours cette membrane est décomposable en bâtonnets, formations allongées, entourées de pigment et juxtaposées perpendiculairement à la surface de la rétine : les filets nerveux se rendent à ces bâtonnets dont l'extrémité libre est tournée vers l'extérieur, c'est à dire vers la lumière. La rétine et les bâtonnets se retrouvent sous des formes diverses dans toute l'échelle animale, seulement ces petits organes ont, chez les vertébrés, leur extrémité libre retournée vers la profondeur du corps.

Chacun des bâtonnets de la rétine supporte la plupart du temps à sa partie antérieure un système réfringent qu'on appelle par un abus de mots cornée et corps cristallinien; ce sont des renflements susceptibles de faire converger la lumière jusqu'à un certain point sur les bâtonnets, mais qui font partie intégrante de ces organites.

Voilà tout l'organe visuel (œil à facettes) d'un très grand nombre d'animaux invertébrés; ce type est surtout répandu chez les crustacés et les insectes.

Dans d'autres espèces il s'ajoute à cette membrane un véritable cristallin, c'est à dire une masse transparente unique, réfringente, de forme lenticulaire, qui a à peu près la même surface que la rétine et qui semble capable de donner à celle-ci des images plus ou moins diffuses des objets extérieurs. C'est notamment ce qu'on trouve chez certaines araignées et dans les yeux simples des insectes.

Derrière ce cristallin qui tout à l'heure était en contact immédiat avec la rétine, on trouve chez les mollusques une substance claire et hyaline analogue à notre corps vitré et qui doit jouer un rôle dioptrique analogue.

Ces yeux sont tantôt plongés sans limites précises dans la masse des tissus, tantôt isolés de ceux-ci par une membrane spéciale, la sclérotique. Cette sclérotique, en modifiant légèrement sa structure et devenant plus ou moins transparente au-devant du cristallin, forme en cette région la cornée, membrane qui permet le libre passage des rayons lumineux.

Chez les vertébrés, abstraction faite du retournement des bâtonnets rétiniens dont j'ai déjà parlé, l'œil comprend outre les formations précédentes une chambre antérieure, espace rempli de liquide réfringent qui sépare la cornée du cristallin. De plus il s'est fait une différenciation de la coque de l'œil en deux membranes distinctes, l'une fibreuse, la sclérotique proprement dite, et l'autre très vasculaire et pigmentée qui sert de support et de protection à la rétine. Enfin cette choroïde se prolonge en avant du cristallin sous forme d'un diaphragme membraneux, contractile et opaque, percé d'une ouverture centrale qui règle en variant son diamètre le passage des rayons lumineux.

Telles sont les parties constituantes de l'œil de tous les vertébrés supérieurs, qui représente un type à peu près uniforme. C'est le type qu'on retrouve chez l'homme.

Mais l'œil humain n'arrive pas d'emblée à cette

complexité de structure, il passe dans la période embryonnaire par des phases de développement qui rappellent, abstraction faite des différences de nature du processus histogénique, quelques-uns des types plus simples déjà mentionnés et qui semblent retracer l'histoire de notre évolution phylogénique (Mathias Duval).

L'œil humain. — Je n'ai pas à insister sur ces faits et j'arrive aux fonctions de l'œil humain normal. Cet organe peut être étudié à trois points de vue. Il contient d'abord un appareil dioptrique composé de plusieurs milieux et surfaces réfringents, dont l'effet est de produire sur la rétine des images nettes des objets lumineux; on peut donc l'envisager en premier lieu comme un véritable instrument d'optique, et c'est à ce point de vue que se sont arrêtés pendant longtemps beaucoup de physiciens et de physiologistes distingués. Mais la lumière une fois arrivée et concentrée sur la rétine, elle y provoque des phénomènes particuliers qui sont le point de départ des sensations optiques; on peut donc étudier en second lieu les fonctions de la rétine ou plutôt de l'appareil nerveux dont cette membrane fait partie. Enfin il ne faut pas oublier que l'œil est un organe double, doué de mouvements délicats qui lui sont imprimés par six paires de muscles et qui en font un des organes où la sensibilité musculaire est le plus développée.

Nous ne nous occuperons pas ici de la vision binoculaire. Quant aux propriétés dioptriques de l'œil, elles ne nous arrêteront que dans la mesure où elles nous seront utiles pour interpréter certains phénomènes constatés dans le courant de ce livre. Ce sont spécialement les fonctions de l'appareil rétinien qui feront l'objet de nos recherches. Toutefois avant de parler de cet appareil, il faut dire brièvement de quelle façon la lumière arrive jusqu'à lui pour l'exciter.

Évolution de la fonction visuelle.—Chez les animaux pourvus de simples taches noires ou d'une rétine étalée en éventail sans appareil dioptrique, la lumière arrive à l'œil soit directement soit après avoir traversé une couche superficielle plus ou moins transparente. L'action des divers foyers lumineux extérieurs ne peut être que très insuffisamment différenciée. L'éclairement de cette membrane ressemble à celui d'un tableau exposé devant un certain nombre d'objets qui lui envoient de la lumière : celle-ci arrive presque en même quantité sur les différents points du tableau, qui semble à peu près uniformément éclairé. Au lieu de ce tableau placez notre membrane rétinienne et il sera facile de voir qu'elle ne pourra percevoir que les grandes masses de lumière ; les changements de nombre des foyers lumineux, leurs changements de surface, de position se traduiront uniformément par des changements de l'intensité de son éclairement.

Si cependant la rétine étalée en éventail contient un grand nombre de bâtonnets terminés par ces renflements très réfringents (cornées et cristallins) que nous avons signalés, il est probable déjà que la concentration opérée par ces corps lenticulaires sur les rayons lumineux sera très différente suivant la position du corps lumineux. En effet ces corps sont d'une épaisseur assez grande relativement à leur largeur et ils ne doivent guère concentrer que les rayons situés dans l'axe du bâtonnet correspondant. On conçoit donc la possibilité de distinguer certaines différences de position des corps lumineux, car un corps placé à droite enverra des rayons qui seront concentrés surtout sur les bâtonnets situés à droite, etc. Il n'y a donc plus uniformité d'impression sur toute la surface sensible; chaque bâtonnet, ou plutôt chaque région des bâtonnets commence à travailler pour son compte. Une telle rétine pourra même distinguer plusieurs corps lumineux à condition que ces corps soient suffisamment écartés les uns des autres.

Au lieu d'une rétine en éventail, c'est à dire à surface antérieure convexe, considérons maintenant une rétine creusée en coupe ou en sphère creuse. Qu'elle soit d'origine épidermique comme celle du nautilus (mollusque) ou d'origine nerveuse comme celle de la myxine (poisson), si ses bords sont suffisamment rapprochés en avant pour constituer un orifice étroit, une sorte de pupille restreignant le nombre des rayons lumineux, on aura, sans appareil réfringent, l'effet de la chambre noire, c'est à dire que les faisceaux lumineux venus de divers points extérieurs tombant sur des points spéciaux de la membrane, la confusion de ces faisceaux sera moindre encore que précédemment, leur différenciation sera meilleure, la rétine pourra distinguer plus d'objets lumineux à la fois et mieux reconnaître leur situation respective.

Ajoutez à cette chambre noire plus ou moins imparfaite un cristallin convergent, vous aurez des images lumineuses moins diffuses sur la rétine, et à mesure qu'à cette lentille s'ajoutent d'autres milieux réfringents et que le système dioptrique se perfectionnera, ces images deviendront de plus en plus nettes et de mieux en mieux limitées.

Le maximum de netteté sera atteint lorsque la rétine sera exactement au foyer du système comme cela arrive dans l'œil humain normal. Il faut remarquer que si chez les animaux supérieurs la structure de l'œil est la même, ces animaux sont cependant pour la plupart notablement hypermétropes, c'est à dire que leur rétine est trop en avant par rapport à la force réfringente de leurs yeux; on peut s'en assurer directement à l'aide de l'ophtalmoscope.

D'une façon générale, la délicatesse de la vision est en rapport d'une part avec la structure de la rétine, ou plutôt avec le nombre des terminaisons nerveuses qui existent sur l'unité de surface de cette membrane, d'autre part avec la finesse des images lumineuses qui se forment sur elle, c'est à dire avec le nombre de points lumineux nettement limités que sa surface peut contenir.

Images rétiniennes. — Chez l'homme ces images rétiniennes sont produites par un système réfringent assez complexe : les rayons lumineux sont d'abord concentrés par la cornée, membrane transparente et convexe de courbure presque sphérique qui limite en avant un liquide, l'humeur aqueuse, de même réfringence que l'eau. Comme le liquide qui remplit la partie postérieure de l'œil, l'humeur vitrée, n'a pas un indice de réfraction différent du précédent, les rayons lumineux continueraient leur chemin et se concentreraient bien en arrière de la rétine s'il n'existait entre ces deux milieux une lentille sensiblement plus réfringente qu'eux, le cristallin, dont le pouvoir convergent achève cette concentration.

Les éléments de ce système sont suffisamment bien connus aujourd'hui, grâce aux travaux d'ophtalmo-métrie inaugurés par Helmholtz. On peut les remplacer, pour calculer la réfraction des rayons peu éloignés de l'axe principal, par ceux de l'œil schématique ou même plus simplement par l'œil réduit de Donders.

Cet œil comprend un seul milieu réfringent qui est l'eau (indice de réfraction = 4/3), et une seule surface réfringente ou cornée, de forme sphérique, ayant 5 millimètres de rayon de courbure. La longueur totale de l'œil est 20 millimètres.

On obtient facilement avec ce schéma l'image rétinienne d'objets suffisamment éloignés. On n'a qu'à mener par les points caractéristiques de ces objets des rayons qui se croisent au centre optique (c'est à dire au centre de courbure de la cornée, à 5 millimètres derrière elle) et que l'on prolonge jusqu'à la rétine.

La grandeur de ces images rétiniennes est facile à calculer (fig. 2) : la distance du centre optique à la

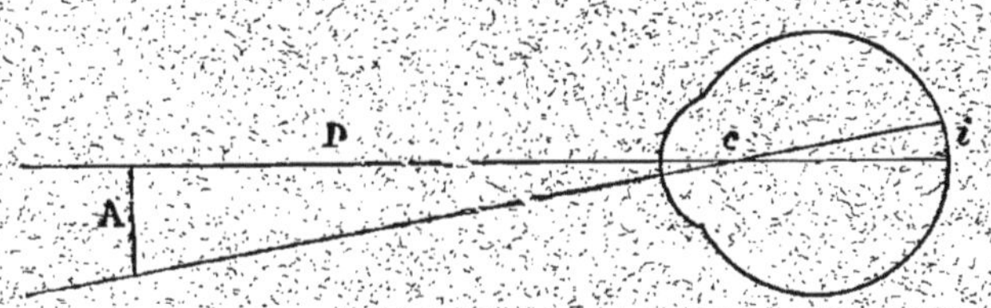

Fig. 2. — Image rétinienne dans l'œil schématique.

rétine étant 15 millimètres, le rapport de grandeur de l'image à l'objet est égal au rapport de 15 millimètres à la distance de l'objet au centre optique exprimée en millimètres. Si par exemple on appelle i l'image, A l'objet et D la distance de celui-ci, on a :

$$i = \frac{15A}{D}$$

Cette évaluation simplifiée de la grandeur des images rétiniennes est sensiblement rapprochée de leur grandeur vraie, dont elle ne différerait que de 1/10 en moins (Hirschberg).

On sait que l'œil humain n'est pas seulement adapté aux objets lumineux très éloignés, mais qu'il perçoit également bien les objets rapprochés. Pour cela il doit faire varier sa force réfringente suivant la distance de ces objets; cette variation s'opère par l'action du muscle ciliaire, muscle à fibres lisses qui entoure le cristallin et qui peut faire bomber plus ou moins cette sorte de lentille de manière à augmenter quand il en est besoin son pouvoir convergent. Cette adaptation de la force dioptrique de l'œil aux distances des objets s'opère incessamment en dehors de notre volonté et d'une façon inconsciente; c'est ce qu'on appelle l'accommodation.

L'accommodation se représente dans l'œil réduit par une augmentation de la courbure de la cornée, ou ce qui revient au même, par un avancement du centre optique; cet avancement est toujours très faible, il serait par exemple de 1/3 de millimètre environ pour un objet situé à 20 centimètres de l'œil; cela entraîne une petite correction dans l'évaluation de la grandeur des images rétiniennes d'après l'expression précédemment donnée; seulement cette correction peut sans grande erreur être négligée, au moins dans les cas les plus ordinaires; ainsi pour la distance de 20 centimètres, en deçà de laquelle l'œil normal ne travaille guère, cette correction serait d'environ 1/40, c'est à dire que l'image rétinienne calculée comme ci-dessus serait de 1/40 trop petite.

Je n'ai pas besoin de dire que tous les yeux humains n'ont pas la même réfraction normale; les uns sont myopes, c'est à dire trop réfringents, les autres sont hypermétropes, c'est à dire trop peu réfringents. Mais il importe de savoir que ces yeux anormaux peuvent se procurer des images rétiniennes de même grandeur que celles des yeux ordinaires (emmétropes), simplement en corrigeant exactement leur excès ou leur insuffisance de réfraction à l'aide d'un verre concave ou convexe placé au foyer antérieur de l'œil, environ à 13 millimètres devant la cornée (Landolt).

Nous venons de voir, aussi rapidement qu'il convient au caractère de cet ouvrage, par quel procédé se forment sur la rétine des images nettes des objets extérieurs. Ces images sont les représentants fidèles (aux dimensions près) de ces objets mêmes; en effet on peut admettre sans grande erreur qu'à chaque point lumineux situé devant l'œil, à chaque centre d'ébranlement lumineux d'où s'irradient les rayons en tous sens, correspond un point lumineux sur la rétine, c'est à dire un autre *centre* d'irradiation lumineuse, qui cette fois touche immédiatement la membrane sensible, pourvu que l'adaptation dioptrique, l'accommodation soit exacte.

En ce sens, la vue est un toucher véritable, qui s'opère seulement par d'autres procédés que ceux de la peau; du reste tout contact est senti par la rétine, seulement il est perçu comme lumière.

Cependant ce toucher est-il aussi exact que le serait un toucher direct ? Chaque point lumineux extérieur est-il fidèlement représenté sur la rétine par un point unique, et n'y a-t-il pas dans l'œil comme dans tout instrument d'optique, une certaine diffusion de l'image ?

Limites de délicatesse des images rétiniennes. Aberration. — On sait que les lentilles et les autres surfaces réfringentes sphériques présentent à un certain degré le défaut qu'on nomme aberration de sphéricité ; en un mot les rayons lumineux qui traversent la surface à son centre ne se concentrent pas au même point que les rayons plus périphériques ; cela fait que l'image se compose d'une partie centrale plus éclairée, entourée d'une zone lumineuse qui peut être plus ou moins étendue ; l'image d'un point est donc une surface seulement plus claire au centre, et lorsque les deux images de deux points sont suffisamment rapprochées pour que leurs surfaces empiètent sensiblement l'une sur l'autre, on n'a plus qu'une surface unique sur laquelle les différences d'intensité lumineuse ne sont pas toujours perceptibles.

Si un tel défaut existait dans l'œil à un degré marqué, la vision serait mauvaise en dépit de la bonne situation de la rétine.

En réalité, diverses conditions atténuent cette aberration : en premier lieu nous avons au-devant du cristallin, et, non très loin du centre optique de l'œil, un diaphragme contractile, l'iris, percé d'une ouverture centrale, la pupille, laquelle peut suivant les cas s'élargir ou se rétrécir de manière à admettre plus ou moins de rayons lumineux. Nous reviendrons plus tard sur l'adaptation de l'œil à la lumière extérieure, et nous verrons par quels mécanismes l'organe se protège contre une excitation trop forte ou bien va au-devant d'une excitation trop faible. La pupille avec ses changements de diamètre, joue un rôle dans cette adaptation; mais elle sert aussi, et c'est son rôle le plus habituel, à arrêter au passage les rayons réfractés par la périphérie de la cornée et qui passeraient par la périphérie du cristallin. En effet son diamètre, qui peut varier entre moins de 1 millimètre et 9 millimètres, est ordinairement réduit à 3 ou 4 millimètres.

Quand la pupille est dilatée à son maximum (par exemple sous l'influence de l'atropine, mais en ayant soin d'éliminer la perturbation de la vue qui tient à la paralysie accommodative), on s'aperçoit facilement de l'aberration sphérique de l'œil : les points lumineux adaptés à l'état de réfraction de cet organe sont vus non seulement étoilés, mais encore élargis et à bords irrégulièrement découpés. Cela tient à l'intervention de la zone périphérique des surfaces réfringentes, zone qui n'est jamais utilisée dans la vision ordinaire.

Il est bien vrai que cette zone n'a pas la même courbure que le centre de ces surfaces, ce qui rend l'aberration bien moins forte qu'elle ne serait dans un appareil dioptrique exactement sphérique, c'est à dire à courbure uniforme ; la cornée est de moins en moins courbée du centre à la périphérie ; il en est de même des différentes couches du cristallin ; de plus cet organe est construit d'une façon qui est très propre à augmenter la convergence des rayons centraux ; on sait en effet qu'il se compose d'un noyau central à indice de réfraction maximum, autour duquel sont emboîtées, comme les lames d'un bulbe d'oignon, des couches concentriques dont l'indice de réfraction va en diminuant de la profondeur à la superficie de l'organe ; il en résulte que l'indice moyen des couches que traversent les rayons lumineux les plus rapprochés du centre est plus grand que celui des zones correspondant aux rayons périphériques. Or cette disposition agit précisément en sens inverse de l'aberration sphérique, dans laquelle les rayons périphériques sont réfractés plus fortement que les rayons centraux.

Voilà donc un ensemble de causes qui diminuent le défaut optique de l'œil dans une mesure sensible ; mais malgré cela l'aberration sphérique existe dans cet organe et on peut l'observer d'une façon très nette comme je l'ai dit plus haut ; elle est seulement bornée à une zone périphérique qui doit correspondre à celle où se fait le raccordement des courbures de la cornée et de la sclérotique (Aubert).

Cette aberration nous intéresse surtout parce que nous la verrons intervenir dans l'interprétation de certains phénomènes que nous décrirons plus tard. Mais il est impossible actuellement d'en déterminer la valeur d'après les mensurations qui ont été faites sur les surfaces et les milieux dioptriques de l'œil humain, car si la première de ces surfaces, la cornée, commence à être parfaitement connue (Javal), il en est autrement de cet organe si compliqué qu'on nomme le cristallin, dont on connaît à peine la couche la plus superficielle. On peut seulement essayer de déterminer par l'expérience la valeur de certaines limites qu'elle ne dépasse certainement pas.

Expériences sur l'aberration — Voici pour cette détermination un procédé qui m'a été inspiré par l'expérience de Scheiner sur l'accommodation (1) : Perçons dans une feuille de papier un trou d'aiguille ; concentriquement à ce premier trou perçons une couronne de trous (6, 8 ou 10, peu importe) concentriques au premier et éloignés de lui de 1 millimètre, par exemple. Plaçons ces trous devant l'œil de façon que le premier soit autant que possible dans la direction de l'axe optique ; cela est facile à réaliser par tâtonnements, en regardant un point lumineux auquel

---

(1) Charpentier : *Sur les limites de l'aberration sphérique dans l'œil humain.* (Société des sciences de Nancy, 15 février 1886).

l'œil ne soit pas adapté : il se forme sur la rétine autant de cercles de diffusion qu'il y a de trous, il paraît donc y avoir autant de points lumineux disposés en cercle, et on arrive facilement, en faisant varier la position du papier noir devant l'œil, à faire paraître exactement au centre du cercle l'image donnée par le trou central. Cela fait, il est bien facile de trouver (surtout avec un œil myope) une distance à laquelle la rétine soit exactement adaptée ; si l'on regarde alors un point lumineux bien net et fortement éclairé, tous les faisceaux lumineux passant par les différents trous du cercle se réuniront au faisceau central, et la rétine ne recevra plus qu'une image ; l'œil ne verra plus qu'un seul point.

On arrivera de même à ne voir qu'un seul point en regardant à travers un cercle de trous situés à 2, 3 ou 4 millimètres du trou central, à condition qu'il n'y ait qu'un cercle à la fois. Mais perce-t-on ensuite 3 ou 4 cercles de trous concentriques à différentes distances du trou central, les différents rayons passant par toutes ces zones de la cornée ne se réuniront au même point de la rétine que s'il n'y a pas d'aberration sphérique, tandis que ce défaut, s'il existe, sera rendu manifeste par la multiplicité des images du point lumineux considéré. En augmentant graduellement le diamètre du cercle de trous le plus périphérique, on peut voir à quelle distance de l'axe optique l'aberration commence. Or, la réunion de tous les faisceaux sur la rétine se fait tant que ces faisceaux n'atteignent pas environ 2 millimètres de distance du centre sur la cornée; au delà, au contraire, l'aberration existe, et elle devient, vers la périphérie de la cornée, très considérable, tellement que l'image de diffusion donnée par chaque trou périphérique n'est plus ronde ou punctiforme, mais allongée en traînée dans le sens du rayon du cercle auquel appartient le trou. Il faut naturellement des pupilles très dilatées pour pousser l'expérience jusqu'à ces limites.

On verra des phénomènes à peu près semblables en regardant à travers une série de trous disposés en croix et suffisamment nombreux.

Il n'y a donc d'aberration sphérique notable que dans une zone périphérique des milieux réfringents qui ne sert pas ordinairement à la vision. Quand la pupille n'est pas plus grande que 3 ou 4 millimètres de diamètre, c'est à dire dans la généralité des cas, ce défaut est insignifiant.

Du reste, il est reconnu de tout le monde que nous pouvons distinguer nettement l'un de l'autre deux objets produisant des images distantes d'environ 4 millièmes de millimètre sur la rétine. Or, M. Nuel a montré, par des expériences assez faciles à répéter, que l'on peut percevoir distinctement des détails beaucoup plus fins en produisant à l'aide d'un trou qu'on agite lentement devant l'œil certaines ombres portées sur les couches rétiniennes perceptrices. Si notre vision est limitée d'une façon aussi générale en ce qui concerne les objets extérieurs, ce n'est donc pas par un défaut de sensibilité de notre rétine, mais sans aucun doute par un défaut de perception optique. A ce défaut s'ajoute la diffraction lorsque la pupille est trop rétrécie ; mais dans les conditions ordinaires de la vision, c'est à dire avec une pupille de deux millimètres au moins, la diffraction exerce une influence négligeable.

En somme, de ce fait très important que nous percevons des images entoptiques considérablement plus fines que les plus petites images perceptibles d'origine extérieure, découle cette conséquence au moins très probable, que les cercles de diffusion correspondant aux points lumineux extérieurs *dans un œil bien adapté* et avec une pupille moyennement ouverte, ne dépassent guère 4 millièmes de millimètre de diamètre ou ne sont bien éclairés que sur cette étendue.

Dans ces limites on peut donc admettre que chaque point lumineux extérieur est représenté sur la rétine, dans un œil bien adapté, par un point lumineux en contact avec la membrane sensible. C'est là que se produit l'excitation d'où résulte la sensation de lumière avec ses diverses qualités.

CHAPITRE IV

LA RÉTINE, SA STRUCTURE, SON ORIGINE, SON EXCITATION PAR LA LUMIÈRE

Idée générale de la rétine. — Structure de la rétine. — La tache jaune. — Rôle des éléments rétiniens dans la vision. — L'énergie spécifique des nerfs. — Théorie de Young-Helmholtz. — Action rétinienne de la lumière. — Le pourpre visuel. — Phénomènes électriques produits par la lumière dans le nerf optique. — Action de la lumière sur le pigment rétinien. — Causes de la limitation du spectre visible. — Connexions nerveuses et origine embryonnaire de la rétine.

Idée générale de la rétine. — La rétine, expansion terminale du nerf optique, constitue, comme on sait, une membrane nerveuse de structure assez complexe, qui tapisse environ la moitié postérieure du globe oculaire, et sur laquelle viennent se peindre, ainsi qu'on l'a vu, par l'intermédiaire des milieux dioptriques de l'œil, les images des objets extérieurs.

Elle naît en arrière de la papille optique et s'avance en s'épanouissant jusqu'à la base des procès ciliaires où elle forme l'*ora serrata* : c'est là qu'elle s'arrête fonctionnellement, quoique les restes de sa gangue connective puissent se suivre beaucoup plus loin, jusque sur les procès ciliaires, et que sa couche pigmentaire se prolonge même sur la face postérieure de l'iris. A l'ora serrata disparaît toute trace d'éléments nerveux, et avec eux toute sensibilité dans la rétine.

Nous devons noter que cette membrane est plus étendue en dedans qu'en dehors par rapport à l'axe

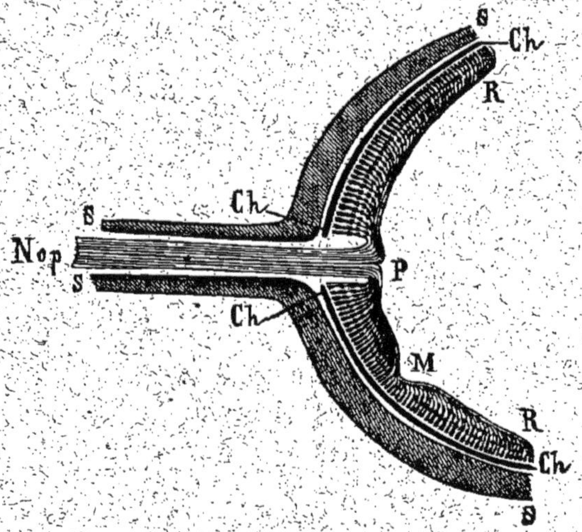

Fig. 3. — Schéma de la rétine et du nerf optique, d'après Küss et Duval (1).

de symétrie de l'œil ou du centre physiologique de la rétine, à la tache jaune ; cela tient, selon toute vraisemblance, au lieu d'implantation du nerf optique, qui se fait en dedans de l'axe de l'œil et entraîne par suite plus en avant la moitié interne de la rétine.

Cette disposition est facile à voir sur la figure 3.

(1) S. S., Sclérotique ; Ch., choroïde ; Nop, nerf optique ; P., papille ; R., rétine ; M., *fovea centralis.*

Il résulte de là qu'un plus grand espace pourra être perçu en dehors (c'est à dire par la partie interne de la rétine) qu'en dedans (par la partie externe de la rétine). Nous vérifierons bientôt ce fait par l'expérience.

La rétine est sensible, à un degré plus ou moins développé, dans toute son étendue, sauf sur son extrême bord et du côté externe, qui est plus ou moins voilé par l'ombre de la saillie du nez.

Structure de la rétine. — Quelle est la structure de cette membrane ? C'est ce qui doit être rappelé en peu de mots.

Indépendamment de sa substance de soutien, la rétine comprend 18 couches très régulièrement stratifiées, et qui sont, de dedans en dehors :

1° La membrane limitante interne ;

2° La couche des fibres nerveuses, continuation directe des fibres du nerf optique qui se coudent à angle droit et s'étalent au niveau de la papille.

3° La couche des fibres nerveuses ou couche ganglionnaire, formée par de grosses cellules multipolaires dont chacune reçoit une des fibres de la couche précédente et émet vers les couches externes plusieurs prolongements plus fins, non encore suivis jusqu'au bout. Pour M. Ranvier, ces prolongements arrivés dans la couche suivante s'y terminent en ramification de plus en plus fines qui s'enchevêtrent avec des ramifications semblables venant des cellules bipolaires et unipolaires de la 5ᵉ couche.

4° Une première couche de matière finement granuleuse, striée transversalement, dans laquelle M. Ranvier voit un véritable plexus nerveux plongé au sein d'une matière de nature myélinique. C'est le *plexus cérébral* de cet auteur.

5° La couche nommée ordinairement couche interne des granulations, que M. Ranvier divise en deux : la partie la plus interne étant formée par des cellules unipolaires, la partie externe par plusieurs étages de cellules bipolaires ; ces cellules sont de nature nerveuse ; elles contiennent un gros noyau et se terminent, les premières dans le plexus cérébral, les secondes à la fois dans ce plexus et dans la couche suivante.

6° Une seconde couche épaisse de matière finement granuleuse, ou pour M. Ranvier un second plexus de fibrilles nerveuses fournies par les couches voisines ; c'est alors le *plexus basal* ; il est séparé de la couche précédente par un étage de cellules appelées cellules basales.

7° La couche des cellules visuelles ou couche externe des granulations, formée surtout de cellules bipolaires allongées dans le sens de l'épaisseur de la rétine ; ces cellules, à noyaux striés transversalement, sont en connexion par leurs prolongements externes avec les cônes et les bâtonnets dont elles constitueraient le corps et le noyau cellulaire ; leur prolongement interne s'étale et se termine dans le plexus basal. Cette couche contient aussi les massues de Landolt, éléments renflés en massue, se terminant dans le plexus basal et semblant être de nature nerveuse.

8° La membrane limitante externe, membrane hyaline très mince, traversée par les prolongements des éléments des couches voisines.

9° La membrane de Jacob, ou couche des cônes et des bâtonnets, formations cylindriques ou un peu coniques très régulières dont l'extrémité externe est transparente et montre une fine striation transversale. Ces petits éléments, qui se continuent directement avec les cellules visuelles, sont entourés d'une gaine pigmentaire formée par des prolongements filiformes des cellules de la couche suivante.

10° Cette dernière, couche pigmentaire, est formée de cellules régulièrement hexagonales, chargées d'un pigment très foncé. On l'a décrite à tort pendant longtemps comme appartenant à la choroïde.

On a fait jouer un grand rôle dans la vision à la couche des cônes et des bâtonnets, qu'on a appelée la couche perceptrice de la rétine; ce serait dans ces éléments que s'élaborerait l'impression lumineuse, que la lumière en un mot se transformerait en un autre mode de mouvement encore inconnu pouvant exciter les fibres optiques. Ce qu'il y a seulement de prouvé, c'est qu'on peut percevoir sur soi-même, en éclairant très latéralement et fortement la rétine, l'ombre des vaisseaux rétiniens qui n'existent que dans les couches les plus internes de cette membrane et qui se projettent alors sur les couches postérieures comprenant les éléments névro-épithéliaux de Ranvier, c'est à dire l'ensemble des cônes ou des bâtonnets avec les cellules visuelles (granulations externes) correspondantes. Ces éléments sont donc sensibles à la lumière ; sont-ils les seuls sensibles ? on l'ignore.

Les cônes et les bâtonnets sont des éléments assez analogues, nous verrons cependant qu'ils diffèrent généralement par un point qui n'est pas sans importance pour la physiologie, la présence ou l'absence de la matière rouge photochimique découverte par Boll. Les cônes sont une vingtaine de fois moins nombreux que les bâtonnets; ceux-ci tapissent régulièrement toute la rétine sauf la tache jaune, tandis que les cônes, qui existent seuls en cet endroit, se disséminent de plus en plus parmi les bâtonnets et deviennent de moins en moins nombreux du centre à la périphérie.

A ce détail près, la structure générale de la rétine est sensiblement la même dans toute son étendue, jusqu'à l'ora serrata, où les éléments nerveux deviennent de plus en plus rares, puis disparaissent, ainsi que les cônes et les bâtonnets.

La tache jaune. — Un seul point de la rétine offre une composition différente, c'est la *macula lutea*, petite tache jaune légèrement déprimée qui se trouve vis à vis de l'axe antéro-postérieur de l'œil et qui sert normalement à la vision directe. On appelle cette partie *tache jaune* parce qu'elle contient (sur l'œil mort) un pigment de cette couleur qui n'existe pas dans une autre région de la rétine. La macula ou tache jaune présente la forme d'une ellipse de 2 millimètres environ de grand diamètre transversal; son centre, creux et aminci, constitue une fossette qu'on nomme *fovea centralis;* le diamètre de la fovea est de 0,2 à 0,4 millimètre.

La macula ne contient que des cônes, mais ces cônes sont eux-mêmes légèrement modifiés dans le sens des bâtonnets ; ils sont plus longs, surtout par leur article externe devenu plus rapproché de la forme cylindrique, et en même temps ils diminuent de grosseur de manière à n'être pas plus larges que les bâtonnets. Les cellules visuelles s'allongent et se dirigent obliquement en dehors, les cellules nerveuses de la couche ganglionnaire deviennent bipolaires et sont tellement multipliées qu'elles se stratifient sur plusieurs couches, tandis que les fibres nerveuses, très obliques, ne forment plus qu'une couche extrêmement mince. La fovea centralis ne renferme ni cellules ni fibres nerveuses. (Voy. figure 4).

Insistons sur ce point important de l'accumulation des cellules ganglionnaires aux bords de la macula; ces cellules diminuent très vite en nombre en dehors

de cette région et cette diminution continue progressivement jusqu'à la périphérie. A défaut du calcul du

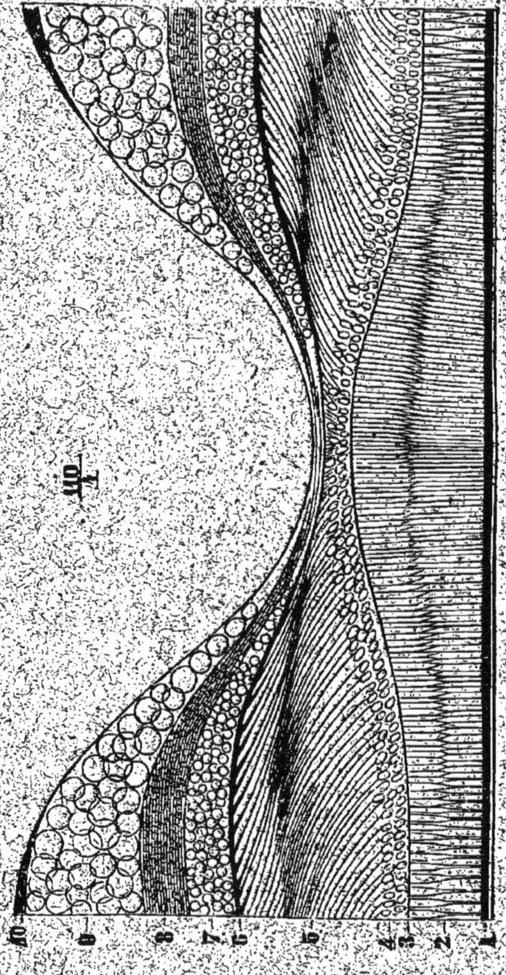

Fig. 4. Structure schématique de la tache jaune, d'après M. Schultze. — 1, Couche de pigment; 2, couche des cônes; 3, membrane limitante; 4, granulations des cônes; 5, fibres des cônes; 6, couche intermédiaire ou granulée externe; 7, couche granuleuse interne; 8, couche moléculaire ou granulée interne; 9, couche ganglionnaire; 10, couche des fibres du nerf optique.

nombre de ces cellules, lequel, à ma connaissance,
n'a pas été fait, nous pouvons au moins rappeler

quelques chiffres donnés par H. Müller et Kœlliker
pour l'épaisseur de la couche ganglionnaire en divers points. L'épaisseur de cette couche dans la macula serait de $0^{mm},101$ à $0^{mm},117$; à $1/2$ millimètre
en dedans de la papille elle serait de $0^{mm},015$;
à 5 millimètres en dedans de la papille, de $0^{mm},012$
seulement; elle diminue ainsi peu à peu jusqu'à la
périphérie, où les cellules ganglionnaires se disséminent et cessent de former une couche continue. En
somme, on voit qu'il y a dans la macula une accumulation considérable de ces cellules que nous avons
vues être en continuité chacune avec une fibre du
nerf optique. Nous comprendrons donc plus tard
facilement comment la macula peut être la région où
la distinction des détails est la plus parfaite, puisqu'elle est la région où la même surface reçoit le plus
de fibres optiques pouvant transporter au cerveau
des impressions différentes.

On a calculé (Kuhnt) qu'il pouvait y avoir 7000
cônes dans la fovea centralis; ces cônes diminuent
de largeur jusqu'au fond; là ils ont 2 à 2 $1/2$ millie-
mes de millimètres de diamètre dans leur partie interne la plus large, leur extrémité allongée n'a que
1 millième de millimètre de diamètre.

Rôle des éléments rétiniens dans la vision. — Avant
les découvertes récentes inaugurées par Boll, on
a émis diverses théories sur le rôle qui pouvait
incomber aux éléments rétiniens dans la vision

et sur le mécanisme de l'impression lumineuse.

Zenker, par exemple, admettait que dans l'article externe des cônes et des bâtonnets il se faisait, par suite des réflexions multiples de la lumière sur les paillettes transversales très réfringentes et très minces dont ces articles sont formés, une transformation des ondulations lumineuses en vibrations stationnaires, par un mécanisme plus ou moins analogue à celui de la vibration de l'air dans les tuyaux sonores ; ces vibrations stationnaires, plus ou moins longues, suivant les rayons réfléchis, se produiraient en des parties de l'élément percepteur différentes suivant les couleurs.

Il se fait en effet une réflexion de la lumière dans l'axe des cônes et des bâtonnets, comme l'ont démontré les études de Rouget, mais cette réflexion n'explique pas le mode d'excitation de ces éléments. Du reste l'hypothèse de Zenker ne rend aucun compte de phénomènes capitaux tels que la neutralisation de la couleur de deux rayons complémentaires, et elle paraît de plus en opposition avec l'idée courante que la même fibre nerveuse ne peut pas transporter d'excitations de fréquences vibratoires différentes.

On a aussi pensé que les éléments percepteurs pouvaient être excités par suite de l'absorption des radiations lumineuses par le pigment qui se trouve en contact avec les cônes et les bâtonnets. Le fait que le pigment est répandu dans toute l'échelle animale, partout où se montre une trace de vision, prouve bien que son rôle est essentiel ; il y aurait sans doute là une élévation de température retentissant sur la substance des éléments sensibles. Cependant cette action, si elle peut rendre compte de l'excitation de ces éléments avec ses divers degrés d'intensité, ne peut expliquer que différents rayons aussi intenses les uns que les autres soient distingués les uns des autres par une autre qualité, la couleur. De plus cette hypothèse est toujours en contradiction comme la précédente, avec la doctrine classique de l'énergie spécifique des nerfs, qui, créée par J. Müller, développée par Helmholtz et admise par la plupart des savants, est inscrite comme un dogme à la base de la physiologie nerveuse.

L'énergie spécifique des nerfs. — D'après cette théorie, chaque nerf, chaque filet nerveux ne peut réagir aux excitations que d'une seule manière, ne transmet au cerveau qu'une impression spécifique et déterminée ; le nerf optique, par exemple, qu'on l'excite mécaniquement ou chimiquement, ou par l'électricité ou par la lumière, répondra toujours par la même modification de sa substance et par la même sensation, une sensation lumineuse. De même un nerf moteur réagira, quelle que soit l'excitation qu'on lui applique, par un phénomène toujours le même, la contraction du muscle auquel il se distribue.

On peut donc concevoir plusieurs modalités dans l'agent qui produit l'excitation d'un nerf, ces modalités ne retentiront pas sur le nerf lui-même autrement que par des différences dans l'intensité de la réaction, mais cette réaction sera unique et spécifique. Les différents rayons lumineux ont des vitesses de vibration différentes, par exemple ; n'importe : agissant sur un filet nerveux donné, elles ne pourront l'exciter que d'une seule et même façon. Pour concevoir la diversité des réactions de la rétine, diversité qui se manifeste à la conscience sous forme de sensations de couleurs distinctes, il faut admettre un certain nombre de filets nerveux spécifiquement différents, c'est à dire réagissant chacun à sa manière, et existant côte à côte dans cette membrane. Ces filets doivent être très rapprochés, puisqu'une même partie de la rétine, si petite qu'on la suppose, jouit des mêmes propriétés et donne toutes les sensations de couleur.

Mais combien de fibres nerveuses spécifiques faut-il admettre ? Faut-il croire qu'il y en ait autant que l'œil perçoit de nuances distinctes ? Mais rien ne limite le nombre de ces nuances ; il y en a autant que de rayons lumineux ; or, qui a compté ces derniers, et qui pourrait le faire ? on peut distinguer dans le spectre visible autant de zones différentes que l'on veut, il n'y a pas de limites.

Théorie de Young-Helmholtz. — Devant la nécessité

de restreindre le nombre des fibres spécifiques de la rétine, on a cherché à déterminer combien il en faudrait admettre au minimum pour pouvoir rendre compte de toutes les sensations colorées. Or Helmholtz, reprenant une hypothèse de Young, a prouvé qu'avec trois énergies spécifiques, ou, comme on dit, avec trois couleurs fondamentales, on peut reproduire toutes les autres.

C'est en effet un fait d'expérience physique qu'en mélangeant dans des proportions variables trois couleurs convenablement choisies dans le spectre, on peut réaliser toutes les nuances appréciables par la vue. Seulement ces nuances seront plus ou moins blanchâtres par rapport aux couleurs spectrales correspondantes.

Après avoir longtemps hésité et varié sur le choix des couleurs fondamentales, on s'est fixé finalement sur le rouge, le vert et le violet, et voici comment Helmholtz exprime cette théorie :

« 1° Il existe dans l'œil trois sortes de fibres nerveuses dont l'excitation donne respectivement la sensation du rouge, du vert et du violet.

« 2° La lumière objective homogène excite les trois espèces de fibres nerveuses avec une intensité qui varie avec la longueur d'onde. Celle qui possède la plus grande longueur d'onde excite le plus fortement les fibres sensibles au rouge, celle de longueur moyenne les fibres du vert, et celle de moindre longueur d'onde les fibres du violet. Cependant il ne faut pas nier, mais bien plutôt admettre, pour l'explication de nombre de phénomènes, que chaque couleur spectrale excite toutes les espèces de fibres, mais avec une intensité différente. Supposons les couleurs spectrales disposées horizontalement par ordre (fig. 5), depuis le rouge R jusqu'au violet V, les trois courbes représentent plus ou moins exactement l'irritabilité des trois sortes de fibres, la courbe 1 pour les fibres du rouge, la courbe 2 pour celles du vert, et la courbe 3 pour celles du violet.

« Le rouge simple excite fortement les fibres sensibles au rouge, et faiblement les deux autres espèces ; sensation : rouge.

« Le jaune simple excite modérément les fibres sensibles au rouge et au vert, et faiblement celles du violet ; sensation : jaune.

« Le vert simple excite modérément les fibres du vert, plus faiblement les deux autres espèces ; sensation : vert.

« Le bleu simple excite modérément les fibres du vert et du violet, faiblement celles du rouge ; sensation : bleu.

« Le violet simple excite fortement les fibres qui lui appartiennent, faiblement les autres ; sensation : violet.

« L'excitation à peu près égale de toutes les fibres

donne la sensation du blanc ou des couleurs blanchâtres. »

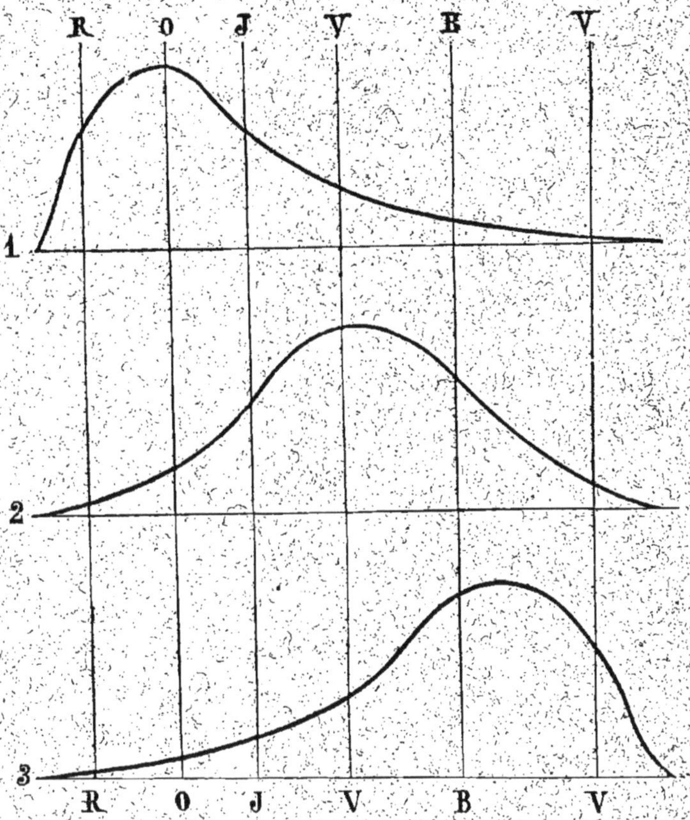

Fig. 5. — Courbes figurant l'action relative des différents rayons simples du spectre sur les trois éléments chromatiques de la théorie Young-Helmholtz.

Je cite en cet endroit la théorie de Young-Helmholtz, simplement pour montrer que la doctrine de l'énergie spécifique exige l'existence dans la rétine de trois espèces au moins de fibres nerveuses ayant des propriétés différentes, répandues et mêlées côte à côte sur les plus minces parcelles de la surface de cette membrane. Jusqu'à présent toutes les tentatives faites pour assurer à cette hypothèse une base objective ont échoué, et les trois fibres sont encore à découvrir.

Il est vrai de dire que la rétine de certains animaux paraît au premier abord réaliser d'une manière un peu différente cette spécificité des excitations lumineuses.

En effet, les cônes des oiseaux (qui prédominent en nombre sur les bâtonnets) contiennent dans leur article interne, à la limite de l'article externe, des globules graisseux très réfringents et colorés pour la plupart, les uns en jaune ou en orange, d'autres en vert, d'autres en rouge très intense, d'autres en bleu. On en trouve aussi dans les cônes des reptiles.

Or, ces boules, outre qu'elles condenseront la lumière dans l'article externe, absorberont certaines couleurs et ne laisseront passer que des rayons déterminés, plus ou moins purs. Les éléments qui les contiennent ne seront donc *excités* que par ces rayons, et il y aura autant d'excitations spécifiques que de globes de colorations diverses.

En y réfléchissant, cette disposition ne parle ni pour ni contre la théorie des énergies spécifiques.

D'abord elle n'est pas générale. En second lieu, les globes colorés ne remplissent pas tous les éléments. De plus aucune différence de structure ne distingue les cônes colorés des cônes incolores, et rien ne prouve que la fibre nerveuse afférente à chaque cône ne soit excitable que par les rayons qui l'excitent ordinairement.

Au contraire, l'existence de ces petits appareils me semble plutôt montrer la nécessité d'une disposition spéciale pour assurer l'excitation spécifique des fibres de cônes, excitation spécifique qui sans cela peut-être ne se produirait pas chez les animaux possédant les globules colorés. Ces globules ne démontrent donc pas la spécificité d'énergie des fibres optiques.

Je ne dirai rien du reste contre la doctrine des énergies spécifiques, bien qu'elle ne soit pas admise par tout le monde, et qu'on puisse se rendre compte de la spécificité des sensations (ce qui est la véritable question à résoudre) à l'aide d'un autre facteur : je veux parler de la nature et de la fonction du centre nerveux spécial mis en activité par l'excitation. Mais comme il ne s'agit ici que des effets *objectifs* de l'excitation lumineuse, tout le côté subjectif, *sensationnel*, si l'on peut dire, de cette question, doit être réservé pour plus tard.

Action rétinienne de la lumière. — Quoi qu'il en soit, nous n'avons encore rencontré aucun acte intermédiaire susceptible d'être pris sur le fait entre l'arrivée de la lumière sur la rétine et l'excitation des fibres du nerf optique.

Cette action intermédiaire semble pourtant indispensable, car la vibration lumineuse n'a jamais été vue agissant directement sur un nerf, surtout avec la délicatesse qu'elle manifeste dans son action sur la rétine.

La force vive de l'éther pourrait-elle se communiquer immédiatement aux éléments de cette membrane ? Certains auteurs l'admettent et paraissent même croire que le nerf optique vibre avec la même fréquence que l'éther lumineux. Cela simplifierait de beaucoup la question, si on pouvait le démontrer. Mais il faudrait douer la matière nerveuse de propriétés bien merveilleuses pour la croire capable de se mettre à l'unisson et avec les vibrations sonores et avec les vibrations lumineuses, celles-ci étant bien des millions de fois plus fréquentes que celles-là.

Cette énorme diversité de propriétés est en contradiction avec tout ce que nous savons des phénomènes nerveux, et rien ne nous autorise à admettre l'action directe de la lumière sur les fibres du nerf optique.

Il y a déjà un certain nombre d'années qu'on avait cherché dans les propriétés chimiques de la lumière l'origine de l'excitation des éléments rétiniens. Talma, élève de Donders, s'était appliqué à démontrer la probabilité d'un tel processus dans l'œil. La lumière, arrivant sur la rétine, y rencontrerait une ou plusieurs substances qu'elle modifierait d'une façon spéciale, comme nous l'avons vu faire précédemment dans un grand nombre de cas, et ce serait le mouvement moléculaire ainsi provoqué qui agirait alors directement sur les éléments nerveux visuels.

Mouvement de combinaison, mouvement de décomposition ? lequel des deux ? Hering, pour rendre compte d'expériences subjectives fort remarquables, admettait les deux réactions, qu'il jugeait être complémentaires l'une de l'autre.

Ces hypothèses, que je mentionne seulement, n'avaient reçu aucune sanction expérimentale directe jusqu'à l'époque mémorable de la découverte de Boll.

Le pourpre visuel. — Cet histologiste, en étudiant plus minutieusement qu'on ne l'avait fait, la coloration rouge-pourpre de la rétine des vertébrés, reconnut, en 1876, que cette coloration siégeait dans les bâtonnets et, chose capitale, qu'elle se détruisait à la lumière pour renaître dans l'obscurité. Kühne étudia avec beaucoup de soin ce phénomène et reconnut qu'il était dû à la présence d'une substance chimique, qu'il nomma érythropsine; cette substance est soluble, par exemple, dans la bile et surtout dans le cholate de soude ; la lumière la décompose en substances incolores ou moins colorées, avec plus ou moins de rapidité suivant les rayons : les plus actifs sont les jaunes-verdâtres ; le bleu, le violet et le vert-bleuâtre ont un peu moins d'action sur elle ; le rouge, le jaune, l'orangé et l'ultra-violet la pâlissent très lentement. Naturellement il s'agit ici des rayons spectraux, pris chacun avec leur intensité propre dans le spectre prismatique, et non pas ramenés à une intensité commune et uniforme.

Avec la première, certains agents chimiques partagent la propriété de détruire le pourpre visuel ou érythropsine (alcool, soude, etc.). Boll a vu aussi la coloration rouge disparaître par la compression de la rétine sous une lame de verre.

La couleur de la rétine, en disparaissant sous l'action de la lumière, passe successivement par le rouge, le jaune et le chamois. Cela est dû à ce qu'un produit de la décomposition de l'érythropsine, la xanthopsine, a une couleur jaune qui s'ajoute en plus ou moins grande quantité à la portion d'érythropsine non encore décolorée. La xanthopsine se décompose lentement dans les rayons les moins réfrangibles ; dans la partie bleue-violette au contraire, sa décomposition est plus rapide que celle du pourpre visuel.

Le pourpre visuel une fois détruit se régénère plus ou moins vite dans l'obscurité, mais cette régénération ne se fait ni spontanément, ni sous l'influence d'aucun agent physique. Il faut que les bâtonnets, dont l'article externe est ordinairement imprégné de cette substance, soient en contact avec l'épithélium pigmentaire *vivant*, dont les cellules hexagonales secrètent l'érythropsine. L'état cadavérique des tissus empêche toute action de ce genre. Mais chez les animaux à sang froid, dont les tissus vivent encore longtemps après avoir été séparés du corps, le pourpre visuel peut se régénérer dans l'œil enlevé de l'orbite.

De ces propriétés il résulte que l'œil peut être comparé assez exactement à la chambre noire photographique munie de sa plaque sensible. Kühne a pu obtenir sur des animaux vivants ou récemment morts, de véritables dessins, des optogrammes (on pourrait dire des photographies), reproduisant des objets lumineux devant lesquels l'œil de ces animaux avait été placé.

Le pourpre visuel n'existe généralement que dans les bâtonnets, et seulement dans leur article externe; je dis généralement parce qu'il y a quelques exceptions; ainsi les cônes du hibou contiennent un rouge photochimique très intense; de plus les bâtonnets de tous les animaux n'en contiennent pas, par exemple chez le pigeon, le chien, etc.

Cette substance a été constatée par Kühne et différents autres auteurs dans la rétine de l'œil humain; elle manquerait seulement sur les bords extrêmes de cette membrane et dans la fovea centralis; sur quelle étendue cette dernière partie, qui est le point de la vision la plus nette, est-elle privée d'érythropsine? Cela est variable. Dans un cas, Kühne a vu la fovea décolorée sur une surface large comme une dizaine de cônes seulement ; généralement cependant, la décoloration est un peu plus étendue.

Il est naturel de supposer que l'érythropsine joue un rôle dans la vision. En tout cas voilà une réaction, une transformation de la lumière prise sur le fait, voilà une sanction objective de l'excitation du nerf optique ; ce nerf rentre dans le cas le plus commun, celui de la production de processus chimique à la périphérie des nerfs sensibles. Cependant l'action photochimique de la lumière sur l'érythropsine ne suffit pas pour expliquer toute la vision, puisque, en premier lieu, elle manque à l'endroit où la vision est la plus délicate, et que d'un autre côté elle ne peut expliquer, sans contrevenir à la loi des énergies spécifiques, les différences de *qualité* des réactions visuelles. Je ne défends pas cette loi plus que je ne la repousse, elle me paraît peut-être devoir être modifiée surtout dans son expression ; mais il faut au moins, si on ne l'admet pas, la remplacer par autre chose de saisissable.

L'étude objective de l'action de la lumière sur la rétine ne nous donne presqu'à présent pas grand chose de net, sauf le fait très important, mais insuffisant par lui seul, de la décomposition photochimique du pourpre visuel.

Phénomènes électriques produits par la lumière dans le nerf optique. — On peut faire un pas de plus et chercher d'un autre côté une transformation possible de la lumière. Tous les excitants des nerfs ne modifient-ils pas l'état électrique de ces organes, en faisant éprouver au courant normal dirigé de leur surface à la profondeur une diminution nommée oscillation ou variation négative ? Or Holmgren a constaté la variation négative du courant rétinien au moment où la lumière entre dans l'œil. Dewar est allé plus loin et a étudié toutes les circonstances de ce phénomène. Voici quelques-uns de ses résultats :

« 1° L'action de la lumière sur la rétine a pour effet de faire varier l'intensité de la force électro-motrice de 3 à 7 p. 100 de la force totale du courant naturel. (Ce courant existe entre la cornée ou la superficie du nerf optique et la section transversale de ce nerf) ;

« 2° Un éclair qui ne dure qu'une fraction de seconde produit un effet appréciable ;

« 3° Une allumette enflammée à une distance de 1 mètre à 1 m. 1/2, suffit pour produire un certain effet ;

« 4° La lumière d'une flamme de gaz transmise à travers un ballon de verre rempli d'une solution de sulfate de cuivre ammoniacal (rayons bleus-violets) ou de bichromate de potasse (rayons rouges-jaunes), change aussi l'intensité de la force électro-motrice ;

« 5° Lorsqu'on fait tomber la lumière diffuse sur un œil de grenouille, après qu'il est arrivé à un état assez stable, le pouvoir électro-moteur naturel augmente d'abord pour diminuer ensuite ; tant que la lumière continue à agir, ce pouvoir diminue lentement, jusqu'à ce qu'il atteigne un point auquel il reste stationnaire ; si l'on supprime la lumière, le pouvoir électro-moteur croît brusquement et reprend presque son intensité première ;

« 6° Des expériences analogues faites avec l'œil d'animaux à sang chaud, employés aussi peu de temps que possible après la mort de l'animal, et dans les mêmes conditions, n'ont jamais donné de variation initiale positive, comme celle que nous avons indiquée pour la grenouille, mais toujours une variation négative ;

« 7° Un grand nombre d'expériences faites avec le spectre de la lumière Drummond tendent à prouver que le maximum d'effet est produit par les parties du spectre qui nous paraissent les plus lumineuses, c'est à dire par le jaune et le vert ;

« 8° De même, des expériences faites avec une lumière d'intensité variable montrent que les effets physiques constatés se rapprochent beaucoup des valeurs qu'ils auraient si la loi de Fechner était approximativement vraie. » (D'après cette loi, la sensation varierait comme le logarithme de l'excitation. Nous devons dire que cette loi ne nous paraît pas résulter bien nettement des chiffres donnés en exemple par Dewar, lesquels montrent simplement que la variation négative du courant rétinien varie beaucoup plus lentement que l'excitation lumineuse.)

A ces premiers résultats Dewar en ajoute d'autres qui ne sont pas moins intéressants :

« Un rayon de lune naturel suffit pour modifier la force électro-motrice du nerf et de la rétine.

« Lorsqu'on met les électrodes impolarisables de Dubois-Reymond en contact avec la cornée ou le nerf optique, et l'autre avec la section du lobe opti-que, on obtient immédiatement un courant sensible à l'action de la lumière. L'œil est ici laissé dans l'or-bite et le nerf non attaqué. On peut donc suivre dans le cerveau l'action de la lumière sur la rétine.

« Voici les résultats d'une expérience faite sur les lobes optiques d'un pigeon vivant chloroformé : 1° lorsqu'un des pôles était appliqué au lobe optique gauche et l'autre à la cornée de l'œil droit, nous avons obtenu une déviation sensible à l'action de la lumière ; 2° lorsque le pôle était appliqué non plus sur l'œil droit, mais sur la cornée gauche, la dévia-tion était moindre, mais toujours sensible à l'action de la lumière ; 3° lorsqu'on faisait tomber la lumière sur les deux yeux à la fois, tandis qu'un des pôles était en contact avec l'un des yeux seulement, et l'autre pôle avec le lobe optique gauche, le résultat était presque doublé de celui que produisait le choc de la lumière sur l'œil droit ou sur l'œil gauche seulement.

« La loi psycho-physique de Fechner ne dépend pas seulement de la perception par le cerveau, mais aussi en partie de la structure de l'œil lui-même. Les effets qui se produisent pendant et après l'action de la lumière sur la rétine, se produisent aussi après que la communication entre l'œil et le cerveau a cessé. La loi de Fechner n'est donc pas, comme on l'avait supposé jusqu'ici, une fonction du cerveau seul, mais elle est réellement fonction de l'organe terminal, la rétine. »

De nombreuses expériences faites sur des yeux de mammifères, d'oiseaux, de reptiles, d'amphibies, de poissons et de crustacés montrent à Dewar que dans tous les cas la lumière produit un courant de même sens.

Enfin, l'auteur arrive, en mesurant la force du courant rétinien pendant une durée plus ou moins prolongée de l'action de la lumière sur l'œil, à mesurer la fatigue du nerf optique et à donner jusqu'à un certain point une expression physique à ce phénomène qu'on a été longtemps sans connaître autrement qu'au point de vue subjectif.

Tels sont, non pas tous les résultats des recherches de Dewar, mais au moins les principaux. Ils ont une importance indiscutable, en montrant la possibilité d'étudier des phénomènes de sensibilité aussi délicats que ceux de la vision autrement que par l'observation intérieure, et en donnant jusqu'à un certain point une sanction objective à celle-ci. Il y aurait bien quelques réserves à faire notamment sur la facilité avec laquelle l'auteur accepte la subordination parfaite de ses résultats à des théories psychologiques plus ou moins critiquables. En suivant la marche opposée, c'est à dire en essayant de tirer une loi numérique de ses expériences, il y aurait peut-être vu tout autre chose.

Quoi qu'il en soit, il est prouvé que l'action de la lumière produit dans le nerf optique et dans les éléments nerveux centraux qui sont en relation avec lui des modifications de leur état électrique, lesquelles se traduisent extérieurement par un courant de sens défini et d'intensité variable suivant la force de l'excitation lumineuse.

Comment ces modifications électriques se produisent-elles ? cela est impossible à dire pour le moment ; les théories de Dubois-Reymond et de Hermann n'éclairent pas grandement la question. Il est probable que ces phénomènes ont leur origine dans les molécules nerveuses elles-mêmes et que si l'on pouvait pénétrer dans l'intimité des éléments anatomiques, on obtiendrait une expression plus précise de ces changements.

L'origine de l'action électro-rétinienne de la lumière est-elle immédiate ou bien ne fait-elle que succéder aux modifications photochimiques ou autres produites tout d'abord sur la rétine ? La question est la même que celle que nous avons déjà posée relativement à la sensation lumineuse : la sensation est-elle due à l'action de la lumière sur le nerf optique ou bien à une réaction intermédiaire provoquée par la lumière dans la rétine et qui exciterait ensuite pour son compte les fibres visuelles ? Les expériences de Dewar laissent le problème sans réponse, ou plutôt, pour les expliquer, l'existence d'une réaction intermédiaire photochimique ou autre semble également nécessaire. Le courant de Dewar n'est du reste que le courant ordinaire constaté dans les nerfs au moment de leur activité : c'est la variation négative de Dubois-Reymond ; il ne nous traduit que l'activité du nerf optique et non l'origine de cette activité.

Action de la lumière sur le pigment rétinien. — Parmi les phénomènes objectifs produits par la lumière sur la rétine il faut enfin mentionner les mouvements qui s'opèrent dans les prolongements des cellules pigmentaires et dans les cônes et les bâtonnets.

On sait que l'extrémité libre des cônes et des bâtonnets s'appuie sur une couche de cellules pigmentaires hexagonales formant une mosaïque très régulière ; ces cellules sont beaucoup plus grosses que les éléments de la membrane de Jacob ; leur largeur peut équivaloir en moyenne à 5 ou 6 de ces derniers. Ces cellules envoient en outre entre les cônes et les bâtonnets des prolongements filiformes très nombreux chargés de grains de pigment allongés et prismatiques ; ces grains sont placés bout à bout dans le sens de la longueur.

Or, la lumière exerce une influence remarquable sur la distribution de ces grains de pigment. La longueur des prolongements filiformes est toujours sensiblement la même, mais les grains qu'ils contiennent s'avancent plus ou moins du côté de la membrane limitante externe suivant que l'œil a été exposé à un éclairage plus ou moins intense./ Sur les animaux qu'on a tenus dans l'obscurité, les grains de pigment sont retenus tout contre les cellules hexagonales ; l'action de la lumière a-t-elle été au contraire forte et prolongée? toute la longueur du bâtonnet ou du cône est en contact avec le pigment dont sont chargés les prolongements de ces cellules (Boll, Angelucci, Kühne). C'est une véritable migration due aux mouvements intérieurs du protoplasma de ces prolongements, mouvements tout à fait comparables au courant des granulations qui s'effectue dans les prolongements sarcodiques des rhizopodes et dans le protoplasma de beaucoup de cellules végétales. En même temps il s'opérerait, paraît-il, un léger raccourcissement des bâtonnets et des cônes sous l'action de la lumière.

Ces migrations du pigment ont pour résultat de rendre la couche des cellules hexagonales beaucoup plus adhérente au reste de la rétine quand l'œil a subi l'effet des rayons lumineux.

Voilà donc encore un phénomène objectif en rapport avec la présence de la lumière. Celle-ci peut donc agir sur la rétine non plus seulement chimiquement, mais mécaniquement pour ainsi dire. Y a-t-il sous l'influence de la lumière une agitation des grains de pigment capable d'exciter par frottement les cônes et les bâtonnets ? La migration du pigment a-t-elle un autre résultat fonctionnel, celui de protéger ces éléments contre un excès de lumière en facilitant l'absorption de celle-ci ? Ou bien les deux fonctions s'exercent-elles en même temps ? Autant de questions qu'on ne peut que poser et qu'il est difficile de résoudre.

Nous avons examiné à peu près tous les côtés objectifs sous lesquels l'acte visuel peut se présenter à l'observation, et nous avons épuisé la revue de toutes les transformations actuellement connues que la lumière peut subir dans la rétine. Il ne nous reste plus qu'une question à nous poser : pourquoi les rayons du spectre n'agissent-ils pas tous sur l'œil et ne sont pas tous visibles ?

Causes de la limitation du spectre visible. — En premier lieu, le spectre visible est borné au rouge dans sa partie la moins réfrangible ; or on sait que sous le rapport de leurs autres propriétés, calorifiques ou autres, la série des radiations n'est pas interrompue à cet endroit ; il n'y a même pas d'inflexion de la courbe qui représenterait la force vive des rayons du spectre. Pourquoi la rétine ne réagit-elle donc pas sous l'influence des rayons ultra-rouges ? En premier lieu, divers expérimentateurs ont constaté que ces rayons n'arrivent à la rétine qu'en très petite quantité. Les milieux transparents de l'œil absorbent la plus grande partie (on sait déjà depuis Melloni que l'eau possède pour les rayons calorifiques obscurs un grand pouvoir absorbant). D'après les évaluations de Cima et de Janssen, il en arriverait seulement sur la rétine les 8 ou 9 centièmes de ceux que reçoit la cornée. Cette proportion est assurément très faible, mais elle devrait permettre encore une légère perception : or la perception de l'ultra-rouge est nulle, de sorte que la rétine n'est probablement pas impressionnable par eux.

Quant aux rayons ultra-violets (appelés improprement rayons chimiques), ils ne sont pas invisibles par eux-mêmes, seulement ils arrivent à la rétine en très petite quantité et s'effacent en présence des rayons lumineux plus intenses ; on peut arriver, en supprimant ces derniers et en faisant usage d'une source riche en rayons chimiques (comme l'arc électrique) à percevoir une partie du spectre ultra-violet, qui paraît alors gris bleuâtre ou gris de lavande. M. de Chardonnet a montré dans ces derniers temps que le cristallin absorbe ces rayons au plus haut degré, tandis que les autres milieux de l'œil les laissent passer ; aussi les opérés de cataracte, qui n'ont

plus de cristallin, percevraient-ils les radiations ultra-
violettes dans une grande étendue, jusqu'à la raie S
du spectre solaire.

La conclusion des faits précédents, c'est que si la
sensibilité de la rétine paraît se limiter à la perception des radiations moyennes du spectre, c'est surtout
parce que les autres radiations, absorbées par les
milieux dioptriques, n'arrivent pas jusqu'à elles.

*Connexions nerveuses et origine embryonnaire de la
rétine.* — Nous aurions maintenant à parler des
connexions de la rétine avec l'encéphale, mais ces
connexions sont très complexes, encore insuffisamment connues et de plus n'ont rien appris de spécial
sur la physiologie des sensations visuelles. Nous
n'entrerons donc pas dans leur description.

Nous dirons seulement en terminant ce chapitre,
que la rétine doit être considérée comme un véritable centre nerveux faisant partie de l'encéphale.
Cela est prouvé non seulement par sa structure ganglionnaire, par sa grande richesse en cellules nerveuses, mais surtout par son origine embryonnaire.

Chez les invertébrés en général, la rétine se forme
aux dépens de l'épiderme, qui se déprime d'abord à
l'endroit où sera l'œil, puis s'épaissit, se modifie dans
sa structure, et finalement se met en connexion avec
les filets terminaux du nerf optique. C'est ce qui se
passe même chez les invertébrés dont les yeux se
rapprochent le plus par leur composition anatomique

de ceux des animaux supérieurs, par exemple chez les mollusques céphalopodes.

Chez les vertébrés, au contraire, et par conséquent chez l'homme, l'origine de la rétine est tout autre.

On sait que le système nerveux commence par se montrer chez l'embryon sous forme d'un tube mince, allongé dans sa partie postérieure, et présentant à sa partie antérieure une série de renflements qu'on appelle vésicules cérébrales. Le premier de ces renflements, celui qui commence par fermer en avant le tube nerveux, s'appelle la vésicule cérébrale antérieure primitive. Elle change de forme à un moment donné, s'aplatit et se dilate à droite et à gauche de manière à donner naissance à deux ampoules greffées sur la première. Ces deux ampoules sont les vésicules optiques : elles s'accroissent, se séparent de plus en plus par un étranglement de la vésicule cérébrale, dont elles s'éloignent par l'allongement croissant du pédicule étroit et creux qui les relie avec cette vésicule primitive (pédicule optique). En même temps, la paroi latérale ou externe des vésicules optiques s'aplatit, se rapproche du fond de ces vésicules, et se moule sur le fond de façon à former, par sa juxtaposition avec la paroi profonde, une coupe à peu près hémisphérique ouverte latéralement. Les deux coupes ainsi développées, l'une à droite, l'autre à gauche, constitueront les deux rétines. Quant aux deux pédicules optiques, ils seront plus tard les nerfs optiques.

Le fond de chaque coupe rétinienne est donc formé de deux feuillets superposés, qui se touchent exactement mais n'en laissent pas moins subsister une cavité virtuelle communiquant avec celle du pédicule optique et, par l'intermédiaire de celle-ci, avec la cavité générale du tube nerveux. Le feuillet superficiel de la vésicule optique donnera naissance à la rétine proprement dite avec ses différentes couches, moins la couche des cellules hexagonales pigmentées ; celle-ci répond exclusivement au feuillet profond de la vésicule. L'épithélium pigmentaire, qu'on appelait autrefois choroïdien, a donc bien une origine rétinienne, mais il n'est pas produit par la même couche de la vésicule que le reste de la rétine.

Quant à la vésicule cérébrale antérieure primitive qui a produit par bourgeonnement latéral les deux vésicules optiques, elle bourgeonne ensuite en avant de manière à émettre deux nouvelles vésicules placées sur un même plan ; ce sont les vésicules cérébrales secondaires, c'est à dire le rudiment des hémisphères cérébraux. Le reste de la vésicule primitive formera plus tard les ganglions opto-striés, et les corps genouillés ; pour les tubercules quadrijumeaux, dont on connaît les relations intimes avec les nerfs optiques, ils correspondent à la seconde vésicule primitive ou vésicule moyenne.

La rétine peut donc être comparée par son origine à un ganglion mésocéphalique ; elle changera de structure, elle se mettra en rapport avec d'autres parties formées du mésoderme et de l'ectoderme, elle subira le contact de l'extérieur, elle s'adaptera à l'agent qui possède au plus haut degré le caractère de l'extériorité, la lumière ; mais elle n'en restera pas moins un centre nerveux relié au cerveau par l'intermédiaire du mésocéphale.

DEUXIÈME PARTIE

ÉTUDE EXPÉRIMENTALE DES SENSATIONS DE LA VUE

CHAPITRE I

LA SENSATION AU POINT DE VUE EXPÉRIMENTAL

Action subjective de la lumière. — Sensation et perception. — Les agents physiques et les sensations. — La sensation et la conservation de l'énergie. — L'énergie intérieure et la méthode expérimentale. — Conditions à observer pour l'étude expérimentale des sensations.

Action subjective de la lumière. — Maintenant que nous avons passé en revue aussi rapidement que possible, les différents côtés par lesquels on peut étudier objectivement l'action de la lumière sur l'appareil visuel, il nous faut aborder ce qui fait plus spécialement le sujet de cet ouvrage, c'est à dire l'étude des différentes façons dont se manifeste subjectivement cet agent extérieur que nous avons appris à analyser et à connaître.

La lumière subit par son action sur les corps diverses transformations qui ont été précédemment énumérées ; mais nous savons d'autre part qu'en agissant sur la rétine, elle devient le point de départ d'une autre série de phénomènes qui ne se manifestent pas extérieurement, mais dont nous avons intérieurement une connaissance parfaite ; ces phénomènes sont les sensations et les perceptions visuelles.

Sensation et perception. — Disons une fois pour toutes quelle différence nous faisons entre ces deux termes, sensation et perception ; ce sont deux mots bien voisins et qu'on pourrait à la rigueur employer l'un pour l'autre : il y a cependant quelque chose de plus dans la perception que dans la sensation ; la sensation, qu'il est inutile de définir, est un état de la conscience dans lequel celle-ci subit passivement l'excitation extérieure ; la perception va plus loin, elle rapporte la sensation à quelque cause extérieure, elle porte un jugement sur l'excitation qui l'a fait naître ; il y a donc dans la perception un acte cérébral secondaire, une analyse dans laquelle intervient en une certaine mesure l'intelligence. Par exemple on perçoit un objet, on a à la vue de cet objet des sensations de lumière, de couleur, etc. ; ces sensations sont impliquées dans la perception de l'objet, qui n'aurait pas lieu sans elles ; mais il y a en outre leur attribution à une cause extérieure connue ou inconnue, mais classée.

La sensation est probablement inhérente à toute

partie des centres nerveux en activité ; la perception
exige de plus l'intervention du cerveau.

Les agents physiques et les sensations. — Les sensations sont connues de l'homme directement, sans
intermédiaire ; il n'a pas de transformation à leur
faire subir, comme cela est nécessaire pour les phénomènes extérieurs plus ou moins hors de sa portée.
Ces phénomènes n'agissent pas tous sur la sensibilité, et parmi ceux qui agissent sur elle, il y en a qui
le font à un degré trop faible pour arriver à la connaissance. Que fait l'homme ? il les transforme en
phénomènes équivalents, mais sensibles. L'électricité,
dans ses manifestations ordinaires, ne frappe pas nos
sens ; mais on lui fera produire un acte mécanique
visible, en lui faisant attirer ou repousser un pendule
léger ; on la fera agir chimiquement sur une substance dont l'œil constatera le changement de couleur, de volume ou de forme ; on la fera élever la
température d'un fil métallique à un degré appréciable
par la peau ; ou bien encore on la fera dévier le rayon
lumineux réfléchi sur le miroir d'un galvanomètre ou
d'un électromètre. En un mot on réduira une activité
non perçue directement, mais dont le raisonnement
nous aura fait présumer l'existence, en activités équivalentes que les sens nous feront directement connaître. La chaleur est un mode d'énergie que nous
pouvons ressentir directement ; mais notre sensibilité calorique est trop imparfaite pour que nous ayons

connaissance des changements de température un peu lents ou d'amplitude assez faible; par exemple, quelques degrés de température en plus ou en moins font généralement peu d'impression sur nous, à moins de changement brusque. En outre, en dehors de certaines limites assez restreintes, notre perception cutanée de la chaleur ou du froid ne fonctionne plus. Que fait l'homme ? il transforme cette chaleur en travail mécanique immédiatement visible (dilatation de liquides ou de gaz dans le thermomètre), ou en électricité (aiguilles thermo-électriques) qui deviendra visible elle-même après une nouvelle transformation.

Rien de pareil ne se produit pour la sensation; celle-ci est un phénomène interne dont la nature physique ou plutôt dont la face objective est encore indéfinie ; peu importe, elle est connue immédiatement et sans artifice expérimental.

La sensation et la conservation de l'énergie. — La sensation par son côté subjectif semble être un phénomène tout à fait spécial, distinct du monde matériel. Mais il n'en est rien. Sa production échappe-t-elle à la loi physique la plus générale, celle de la conservation de l'énergie ? En aucune façon. Il s'agit là d'un mode d'énergie déterminé, qui naît comme tous les autres, par transformation d'énergies équivalentes.

D'abord, aucune sensation ne naît spontanément. Dans la généralité des cas il est aisé de trouver la cause d'une sensation donnée, et c'est à cela que nous

nous appliquons journellement, tant nous savons bien que ces états de conscience répondent à quelque chose d'extérieur.

Il y a des sensations qui cependant paraissent spontanées ; à moins de connaissances spéciales, il est difficile de rapporter à une cause extérieure les bourdonnements d'oreilles, le chaos lumineux, les éclairs spontanés, etc., en un mot une foule de sensations très communes. Mais toutes les fois qu'un physiologiste ou un médecin a fait l'analyse des cas de ce genre, il a mis le doigt sur la cause : action excitante d'une circulation trop active sur l'oreille ou sur la rétine, tiraillements exercés sur cette dernière membrane par des mouvements trop brusques des muscles de l'œil, etc.

Seulement ici, la cause, bien qu'objective, n'a plus un caractère aussi net d'extériorité ; cela tient simplement à ce qu'elle est intérieure par rapport à notre corps, et que ce dernier est relié si intimement à notre personnalité, à notre moi, qu'inconsciemment et illusoirement nous considérons comme objectif seulement ce qui est en dehors de lui. Mais en réalité la cause des sensations dont il s'agit est objective, parce qu'elle est située en dehors du siège de ces sensations, parce qu'elle agit en dehors de notre volonté, parce qu'elle est modifiable comme tout agent intérieur ; seulement on ne la modifie plus en faisant de la physique, mais en faisant de la thérapeutique.

Allons plus loin encore : il y a des sensations dont la cause est encore plus intime et plus cachée que celles des précédentes ; je veux parler des sensations hallucinatoires, de celles qui se produisent en apparence spontanément par excitation des centres nerveux. Un homme voit une chose devant lui, alors que rien de pareil n'existe en réalité. Cependant la sensation ou plutôt la perception est bien réelle. Où est sa cause ? Elle est encore objective parce qu'elle est en dehors du siège de la perception : l'analyse médicale la découvre pendant la vie, l'analyse anatomique et histologique la démontre après la mort : cette cause est un agent irritatoire de nature ou d'autre, compression, action chimique par des produits morbides, excitation transmise par d'autres parties du système nerveux, etc., mais c'est un agent venant du dehors, envahissant par le dehors l'élément nerveux percepteur.

En somme, toute sensation ou perception a une cause, c'est à dire est déterminée par des conditions qu'elle ne crée pas. Elle ne fait donc pas exception aux lois générales de la production des phénomènes.

Reste une autre question : toute cause de sensation se transforme-t-elle en *énergie sensationnelle,* si l'on peut employer cette expression, par voie d'équivalence ? Par exemple, une quantité donnée de lumière, de chaleur, d'excitation mécanique, absorbée par la rétine ou par la peau, est-elle remplacée

par une quantité équivalente de cette activité nerveuse qui nous est connue sous forme de sensation ?
Il est plus facile de poser la question que de la
résoudre.

Ce qu'on sait c'est que l'action prolongée d'un excitant
sur une partie sensible entraîne la fatigue, ou en d'autres
termes, que la sensation est accompagnée de la con-
sommation de matériaux nutritifs, accumulés préalablement, perte qu'il faut un certain temps pour répa-
rer à l'aide d'une nouvelle accumulation de matériaux
semblables venus du dehors. La sensation correspond donc à la disparition d'une certaine énergie
chimique accumulée, à la chute d'une quantité donnée d'énergie potentielle. L'excitation intervient donc
surtout comme force de dégagement, de la même
manière que nous avons vu la lumière agir dans la
plupart des réactions photochimiques. La force dégagée est alors, suivant toute vraisemblance, supérieure
à la force excitatrice, bien que pourtant elle suive les
variations de cette dernière.

Seulement, ici la sensation n'est pas toujours
immédiatement provoquée par la force excitatrice, et
il faut tenir compte, notamment pour la vue, d'une
réaction intermédiaire qui est, il faut le dire, la vraie
excitation. C'est celle-ci qu'il faudrait connaître et
mesurer pour savoir si la réaction sensationnelle est
équivalente à la quantité d'excitation absorbée.

On voit que la question est difficile, et ceux qui

se sont occupés de la mesure des sensations sont loin d'avoir eu la notion bien nette de cette complexité.

Mais qu'importe ? ce ne sont pas là des problèmes insolubles. La sensation est un mode d'énergie tout comme un autre, et accessible par les mêmes procédés que les autres.

Tous les agents naturels, tous les modes de l'énergie que nous jugeons extérieurs à nous ne se résolvent-ils pas, en définitive, de la même manière, en sensations ? Nous sont-ils connus autrement que sous forme de sensations ? Sensations perçues, analysées, retournées sous mille formes par le cerveau, je le veux bien, mais sensations, avant tout.

L'énergie intérieure et la méthode expérimentale. — Autre question. L'énergie intérieure, dit-on, n'est accessible qu'à l'observation, tandis que l'énergie extérieure pourrait être modifiée de mille façons par la méthode expérimentale. Cela est une distinction futile, qui ne peut résister à un examen approfondi.

Qu'est-ce que l'expérimentation ? C'est l'art ou le pouvoir, comme on le voudra, d'agir sur les choses en modifiant suivant sa volonté leurs conditions d'existence. On produit alors artificiellement un nouvel aspect des phénomènes, on mesure l'influence qu'exercent sur eux les différentes conditions modifiées et l'on détermine à quel degré ils dépendent de ces conditions.

Mais ce pouvoir d'agir sur les choses est-il illimité ? Ne s'arrête-t-il pas toujours quelque part aujourd'hui, et demain ne trouvera-t-il pas plus loin de nouvelles bornes ? Il reste toujours au fond de l'expérience un fonds de conditions qu'on ne peut pas modifier, au moins à un moment donné. Quelle science est plus expérimentale que la chimie ? Elle analyse la matière, la décompose, réunit sous mille formes les éléments dissociés, crée des formes nouvelles au gré de l'expérimentateur. Mais il y a des bornes à l'analyse, comme il y a des lois strictes qui règlent le nombre des synthèses possibles. Le chimiste est bien obligé de s'arrêter devant un fait brut : la diversité des corps simples ; il ne peut les décomposer, il ne peut même connaître les conditions de leur existence et de leur diversité ; et cependant ces conditions existent. On voit que la plus expérimentale des sciences ne peut modifier à son gré *toutes* les conditions des choses de son domaine. On voit que l'expérimentation a ses limites et qu'aucune science n'est absolument expérimentale ; ces limites reculeront de plus en plus, et toute science deviendra de plus en plus expérimentale, mais il restera toujours au fond de toute recherche quelque chose d'intime et d'inaccessible.

Si de la chimie nous passons à la physiologie, science expérimentale comme tout le monde l'admet avec Cl. Bernard, nous verrons encore des bornes plus restreintes à l'expérimentation. Nous ne sommes pas des spectateurs passifs devant les phénomènes vitaux, nous pouvons modifier certaines conditions qui déterminent telle ou telle fonction, nous pouvons modifier la vie elle-même, mais dans de certaines limites seulement; pour le reste nous serons réduits à rester observateurs. Mais de ce que la physiologie est actuellement moins avancée que la chimie, de ce que nous n'en sommes encore qu'à l'analyse, sans même prévoir le moment où la synthèse sera possible, refuserons-nous à la science de la vie la qualité de science expérimentale ? Le domaine de l'expérimentation, de l'investigation active y est plus restreint que pour la chimie, mais enfin il existe et s'agrandit de jour en jour.

Eh bien, à notre avis, il en est de même pour cette partie de la physiologie à peine ébauchée, où la conscience commence à accompagner et à compliquer les actes nerveux. De ce que ces actes ont une double face, une face objective qui n'est pas toujours facile à suivre, et une face subjective qui n'est connue que d'un seul individu, s'ensuit-il qu'on ne puisse les analyser, les mesurer dans une certaine mesure et les modifier ? Je ne le pense pas, et personne, en dehors de certains intéressés et des ignorants, ne le pense aujourd'hui.

Les sensations tombent donc sous le coup de l'expérimentation ; la science des sensations, qui se

trouve à la limite de la physique et de la psychologie
et qui participe à la fois des deux sciences, est donc
une science expérimentale. Sans doute nous ignorons
ce qu'il y a au fond de la sensation; mais nous
ignorons de même ce qu'il y a au fond de la substance vivante, au fond de la matière elle-même; pour
reprendre un exemple toujours vrai, aucune force
n'est plus à notre disposition que l'électricité, dont
nous usons à notre gré, et nous ne savons pas ce que
c'est. Je me trompe; nous savons que c'est une certaine sorte d'énergie qui se produit dans des conditions déterminées, pour la plupart bien connues; de
même l'affinité chimique est une autre sorte d'énergie
dont nous disposons dans certaines limites et sous
certaines restrictions; de même la vie est une énergie
spéciale, plus complexe parce qu'elle est soumise à
des conditions plus étroites; et de même enfin la
sensation est une énergie plus restreinte encore,
puisqu'elle a pour siège seulement une certaine espèce de substance vivante, mais c'est une énergie
non moins bien définie que les autres, qu'il est possible d'atteindre et de modifier en agissant sur les
conditions extérieures ou intérieures qui la déterminent.

En nous proposant d'étudier, d'analyser (car nous
n'en sommes malheureusement encore qu'à l'analyse)
les sensations visuelles, de poursuivre au delà de la
rétine la trace des transformations subies par la lumière

au sein de la substance cérébrale, nous ferons de la science expérimentale.

Conditions à observer pour l'étude expérimentale des sensations. — Il y aura cependant certaines précautions spéciales à observer, certains détails de méthode sur lesquels il convient d'être bien fixé.

L'expérimentateur qui voudra bien étudier les sensations visuelles devra pour ainsi dire se dédoubler : Actif pour régler d'avance toutes les conditions dans lesquelles il opérera, pour choisir l'excitation convenable, la partie à exciter, l'état physiologique dans lequel l'œil devra être placé, il deviendra passif au moment de l'expérience, c'est à dire qu'il ne cherchera pas à interpréter la sensation qu'il recevra, et qu'il se contentera de la recevoir et de la noter dans son souvenir. Que de fois l'effort cérébral que chacun exerce plus ou moins consciemment ne fausse-t-il pas les résultats d'une expérience !

Pour prendre un exemple, présentons à l'œil placé d'ailleurs dans une complète obscurité une lumière colorée très peu intense ; il se produit alors une sensation à laquelle on n'est pas habitué, mais que l'on cherche cependant à interpréter, à rapporter à quelque chose de déjà vu ; on porte moins d'attention à ce que l'on sent actuellement qu'à ce que l'on devrait sentir en présence de la même excitation, dans des conditions de milieu ou d'intensité ordinaires ; on croit voir une couleur alors qu'on n'en voit pas ; le cerveau cherche, travaille, interprète, et pendant ce temps fausse la conscience de la sensation à étudier.

A ce moment donc, le meilleur observateur sera celui qui aura pris l'habitude de rester passif en présence de ses sensations ; il dira : je ressens, j'éprouve telle ou telle chose, mais ne cherchera pas à reconnaître ou plutôt à deviner l'objet extérieur, l'excitant en présence duquel il se trouve.

Ce n'est qu'ensuite qu'il cherchera à rapprocher les deux termes de l'expérience, à analyser cette dernière et à préparer l'expérience suivante.

Il se produit, dans ce genre de recherches, ce phénomène singulier, que l'homme semble être à la fois l'expérimentateur et le sujet de l'expérience. Mais en réalité c'est le cerveau qui est l'expérimentateur, et c'est la rétine ou plutôt le sens visuel qui est le sujet ou l'instrument de l'expérience. Cerveau et appareil rétinien ont donc deux tâches bien distinctes, et doivent fonctionner d'une façon dissociée. C'est à cela qu'on doit s'habituer, et ce n'est qu'à cette condition qu'on pourra faire dans cette voie des expériences valables. Ces considérations prendront plus tard un corps lorsque nous les aurons appliquées à plusieurs cas expérimentaux. Mais elles paraîtront plus claires et plus rationnelles si nous comparons l'appareil rétinien à l'instrument sur lequel le physicien fait agir la force qu'il étudie. Il faut que le cerveau reste impassible devant les sensations visuelles qui lui révèlent un effet de la lumière, comme le cerveau du physicien reste impassible devant le galvanomètre qui lui révèle un effet de l'électricité. L'instrument une fois réglé, il n'y a plus dans un cas comme dans l'autre qu'à observer et à noter l'effet produit et à varier les conditions extérieures à l'instrument lui-même ; mais la réaction sur l'instrument, réaction sur le galvanomètre dans le premier cas, sur la sensation dans le second, n'a pas de raison d'être. Il y a dans les deux cas expérimentation, action sur les choses, mais sur les choses extérieures seulement. La seule différence qui existe entre les deux exemples consiste en ce que, dans le second, l'instrument est bien nettement isolé du cerveau, tandis que dans le premier l'instrument et le cerveau ne semblent faire qu'un ; en réalité il n'en est rien ; il n'y a qu'un rapport plus intime, mais qu'il est facile d'interrompre momentanément. Ce n'est qu'à cette condition qu'on pourra expérimenter sur les sensations.

CHAPITRE II

LE CHAMP VISUEL ET LA TOPOGRAPHIE RÉTINIENNE

Localisation des excitations lumineuses sur l'étendue de la rétine. — Vision directe et vision indirecte. — Représentation des diverses parties rétiniennes. — Champ visuel. — Le périmètre. — Limites du champ visuel.

Localisation des excitations lumineuses sur l'étendue de la rétine. — Au début de l'étude analytique des sensations visuelles, nous devons examiner un point très important : la rétine, nous l'avons vu, est une membrane étalée sous forme d'hémisphère ; c'est une sorte de peau à toucher extrêmement délicat. Or, de même que la peau peut recevoir un très grand nombre de contacts, puisqu'elle est sensible sous toute sa surface, de même la rétine peut être excitée par toutes les images lumineuses qui se font sur les différents points de son étendue. Il est donc nécessaire avant tout de savoir quelle est la partie de la rétine que l'on excite lorsqu'on présente à l'œil un objet lumineux donné. Cette question est d'autant moins oiseuse que toutes les parties de la rétine, comme nous le verrons, n'ont pas les mêmes aptitudes physiologiques et ne réagissent pas également bien sous l'action de la lumière.

Nous devons donc dresser d'une part une sorte de carte topographique de la membrane visuelle, et adopter d'autre part une méthode qui nous permette d'agir à volonté sur une partie déterminée.

Le point qui nous servira de repère dans cette double opération, c'est ce qu'on appelle le *point du regard* ou le *point de fixation* : c'est la partie de la rétine qui se trouve sensiblement sur le passage de l'axe de symétrie antéro-postérieur du globe oculaire, en d'autres termes la partie que nous avons étudiée sous le nom de fovea centralis, et qui forme le centre de la tache jaune.

Vision directe et vision indirecte. — On sait que la vision nette, la distinction des détails des objets s'opère exclusivement à l'aide de cette région centrale de la rétine, et que dès qu'un objet attire notre attention dans l'espace, aussitôt, inconsciemment et involontairement, le globe oculaire se déplace sous l'action de ses muscles, jusqu'à ce que cet objet soit en face de la ligne du regard, c'est à dire jusqu'à ce qu'il fasse son image sur la tache jaune.

Cela n'empêche pas que, tandis que l'œil regarde, fixe un objet, une foule d'excitations lumineuses ne se fassent sur toute l'étendue de sa rétine, mais, sans empiéter sur la suite de cet ouvrage, nous pouvons dire tout de suite que la vision indirecte est beaucoup moins délicate que la vision directe ou centrale dont nous venons de parler. Cependant elle n'est pas moins importante que cette dernière pour l'individu.

« Sans la vision périphérique, dit M. Landolt, nous serions dans l'état d'un homme qui voudrait se conduire en regardant à travers un long tube étroit ne laissant apercevoir que l'objet fixé. Il lui serait impossible de voir de côté sans tourner incessamment la tête. Quelle difficulté n'aurait-on pas à s'orienter avec une vue semblable, c'est à dire avec un champ visuel réduit à la vision centrale ?

« Il est en effet assez remarquable que sans regarder directement le sol nous puissions marcher avec sécurité sur le terrain le plus inégal et éviter les obstacles qu'il présente. Cela ne serait pas possible sans l'intégrité de la partie supérieure de notre rétine, celle qui correspond à la partie inférieure du champ visuel.

« C'est encore le fonctionnement de cette partie de la rétine qui permet à un joueur de piano de fixer son regard uniquement sur la musique qu'il interprète, parce que sa vision indirecte surveille pendant ce temps les mouvements de ses doigts. Essayez de marcher ou de jouer du piano en plaçant au-dessous de vos yeux un écran horizontal, et vous vous convaincrez de ce que vous aurez perdu en vous privant d'une partie de la vision indirecte.

« Les mouvements qu'un chef d'orchestre exécute

avec ses bras ne sont pas, par la même raison, aussi superflus qu'ils pourraient le paraître tout d'abord. Les musiciens, quoique ne pouvant détourner les yeux de leurs notes, perçoivent pourtant comme une ombre, grâce à la périphérie de leur rétine, le va-et-vient du bâton de leur chef.

« On pourrait facilement multiplier les exemples, car toute occupation de notre part, toute circulation dans les rues ou dans nos maisons, seraient extrêmement difficiles si nous ne jouissions de la vision indirecte. C'est elle, en somme, qui nous avertit de tout ce qui s'approche de nous et nous menace d'un côté ou d'un autre. »

La vision indirecte est en quelque sorte la sentinelle qui avertit à la moindre alerte les centres nerveux, et ceux-ci, prévenus, chargent immédiatement la vision directe, plus délicate et plus exercée, de prendre contact avec l'excitant extérieur annoncé.

Quoi qu'il en soit de cette différence de fonction que je ne fais que signaler et sur laquelle on reviendra par la suite, toute partie de la rétine a une situation définie par rapport au centre de la rétine (fovea centralis). Elle est en haut ou en bas, à droite ou à gauche de ce point, et sa distance est déterminée dans chaque sens.

Mais au lieu de définir chaque partie rétinienne par sa distance linéaire à deux coordonnées passant par le point de fixation, choisissons un système plus en rapport avec celui qu'il nous faudra adopter pour définir la situation des objets dans l'espace.

Représentation des diverses parties rétiniennes. — On peut très bien admettre dans la pratique, que le centre de la demi-sphère formée par la rétine coïncide avec le centre optique de l'œil. Chaque point lumineux qui se trouve devant l'œil à une distance convenable forme son image sur la rétine dans la direction de la ligne qui, partant de ce point, passe par le centre en question; on appelle ces lignes des lignes de direction. Ces lignes de direction ont une certaine orientation par rapport à la ligne visuelle ou ligne du regard, passant par la fovéa et sont écartées d'un certain angle de cette ligne visuelle. De plus, cette orientation et cette distance angulaire sont les mêmes, mais en sens inverse, pour les images rétiniennes correspondant à chacune des lignes de direction.

La situation de chaque ligne de direction et de l'image rétinienne correspondante sera déterminée par la connaissance de plusieurs éléments :

1° Le méridien, c'est à dire le plan passant par la ligne visuelle dans lequel le point lumineux, ou la ligne de direction, ou l'image rétinienne se trouvent situés. Ce méridien peut être horizontal, vertical ou oblique. On le définit par l'angle qu'il forme avec un méridien donné pris pour point de repère, par exemple le méridien vertical.

2° L'angle formé (dans le méridien considéré) par l'image rétinienne avec la fovea, ou par la ligne de direction avec la ligne visuelle. Toutes les lignes de direction s'entrecroisant au centre optique, c'est ce point qui est l'origine ou le sommet de tous ces angles.

3° Le sens où se trouvent placés l'objet lumineux et l'image rétinienne dans le méridien correspondant. Ainsi un objet situé dans le méridien horizontal peut être à droite ou à gauche, du côté externe ou du côté interne; un objet situé dans le méridien vertical peut être en haut ou en bas; dans un méridien oblique, le même objet peut être, par exemple, soit en haut et à droite, soit en haut et à gauche, en bas et en dedans, ou bien en bas et en dehors. L'image rétinienne d'un objet sera située toujours en sens inverse de l'objet lui-même, en bas si l'objet est en haut, à droite si l'objet est à gauche, et inversement.

Champ visuel. — Le champ visuel est l'étendue dans laquelle un objet peut former son image sur la rétine, quelle que soit du reste la distance de cet objet à l'œil. On peut donc se représenter le champ visuel comme une hémisphère (à bords plus ou moins réguliers) de rayon indéfini.

On peut représenter la position d'un objet dans le champ visuel en la figurant sur un schéma spécial. La forme de ces schémas est variable. La plus commode est celle qu'a adoptée M. Landolt.

Autour d'un point central qui représente le point de fixation sont tracés des cercles de rayons graduellement et régulièrement croissants qui correspondent à des angles visuels de 10, 20, 30 degrés, c'est à dire à des écarts augmentant de 10 en 10 degrés par rapport à la ligne visuelle. Ainsi un objet placé à 10 degrés de celle-ci sera figuré sur la première circonférence ; un objet placé à 20 degrés de la ligne visuelle sera figuré sur la seconde, et ainsi de suite. De plus une ligne droite horizontale passant par le centre présentera la trace du méridien horizontal ; une ligne droite verticale passant par le même point représentera la trace du méridien vertical ; quant aux autres méridiens, ils pourront être représentés, le cas échéant, par des droites passant toujours par le centre, mais faisant un angle déterminé avec les méridiens principaux.

Comme il est rare que les limites du champ visuel dépassent 90 degrés (et encore dans un seul sens), neuf circonférences concentriques suffisent pour la représentation schématique du champ visuel. Cette représentation est purement conventionnelle, du reste. Tous les éléments de la situation d'un objet par rapport à la ligne visuelle y existent ; il ne manque pour que la situation de cet objet dans l'espace soit parfaitement déterminée, que l'indication de sa distance à l'œil (Fig. 6).

La position des images lumineuses sur la rétine

pourrait être représentée sur un schéma identique, seulement chaque objet du champ visuel donnerait lieu à une image rétinienne située dans le même méridien, et sur la même circonférence que l'objet lui-même, mais en sens inverse de ce dernier, en haut

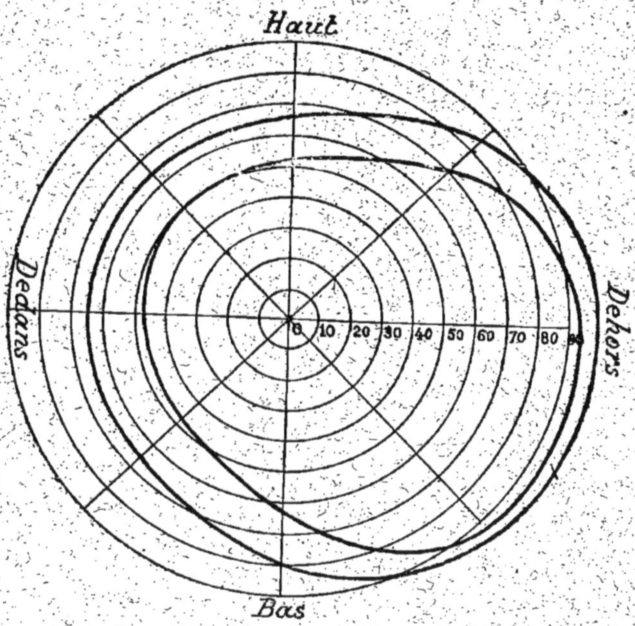

Fig. 6. — Limites du champ visuel avec ou sans obstacles.

si l'objet était en bas, en dedans si l'objet était en dehors.

Le périmètre. — Maintenant, comment peut-on arriver à exciter la rétine en un endroit déterminé et à retrouver à volonté le même endroit ?

On y arrive à l'aide d'un instrument nommé périmètre, dont l'idée revient à Aubert, et en utilisant une particularité très importante de la vision directe. Voici laquelle : on sait que l'équilibre de l'œil est réglé par le jeu de six muscles qui, lorsqu'ils sont également contractés, maintiennent le globe dans la position normale, de façon que la ligne visuelle soit dirigée vers l'horizon et parallèle au plan de symétrie (antéro-postérieur) du corps. La volonté peut faire contracter un ou plusieurs de ces muscles d'une façon prédominante et tourner l'œil dans une direction quelconque ; mais les mouvements de l'œil sont commandés, bien plus souvent que par la volonté, par un mécanisme réflexe dont l'origine est l'excitation de la rétine. Cette membrane vient-elle à recevoir sur un de ses points une image lumineuse, involontairement il se produit un mouvement du globe tel, que cette image soit amenée sur la tache jaune, c'est à dire sur l'endroit où la perception visuelle est la plus délicate. L'image une fois amenée sur cette région vient-elle à se déplacer, l'œil suit ses déplacements de façon à ce que ce soit toujours la tache jaune qui la reçoive. L'œil se trouve pour ainsi dire attaché à l'objet lumineux par la ligne visuelle, que l'on pourrait comparer à un long doigt rigide toujours en contact avec cet objet. Ce rapprochement est, je n'ai pas besoin de le dire, purement métaphorique, mais il exprime bien la force avec laquelle l'œil reste maintenu dans la direction d'un objet qui appelle l'attention.

L'œil ne se déplace que si un objet lumineux nouveau, plus brillant et surtout plus mobile, vient à exciter un point excentrique de la rétine ; la ligne visuelle quitte le premier objet pour aller vers le second. On peut toutefois combattre par la volonté cette nouvelle tendance, et, lorsqu'on s'y est suffisamment exercé, on acquiert assez facilement l'habitude de maintenir l'œil immobile, à condition de fixer un objet suffisamment éclairé.

Pour exciter un point excentrique de la rétine on doit donc maintenir le regard dirigé sur un point qui est le zéro de la graduation, et qui correspond au centre de notre schéma.

Ce point pourrait être à la rigueur tracé sur un tableau noir placé devant l'œil perpendiculairement à la ligne visuelle. C'est ce qui a lieu dans les campimètres. Connaissant la distance du tableau à l'œil on peut déterminer facilement la position d'un objet lumineux placé sur le tableau excentriquement par rapport au point fixé. Seulement ces objets doivent être de plus en plus éloignés de l'œil à mesure qu'on augmente leur distance angulaire par rapport à la ligne visuelle, et même, dans certains méridiens, comme le champ visuel s'étend jusqu'à 90 degrés et au delà, le tableau devrait avoir une étendue infinie pour pouvoir contenir des objets agissant sur les dernières limites de la rétine, et de plus ces objets devraient être infiniment éloignés de l'œil.

Les campimètres sont donc des instruments défectueux, et de plus il faut, pour faire des expériences comparatives sur les fonctions des diverses parties de la rétine, placer à la même distance de l'œil les objets qui serviront à l'excitation. Nous verrons en effet que l'excitabilité rétinienne dépend intimement de la dimension des images lumineuses qu'elle reçoit.

La surface sur laquelle on placera les objets lumineux doit donc être sphérique. Dans la pratique on ne se sert pas d'une sphère complète, mais d'un arc de cercle pouvant tourner autour d'un axe horizontal passant par son pôle. L'étendue de cet arc comprend 90 degrés de chaque côté de ce pôle : c'est donc une demi-circonférence. En tournant autour de l'axe en question, la demi-circonférence engendre une demi-sphère, au centre de laquelle l'œil est placé.

Ce centre de l'arc périmétrique et de la demi-sphère est indiqué par l'extrémité supérieure d'une tige métallique verticale fixée au pied de l'instrument ; le sommet de cette tige doit être appuyé contre le rebord inférieur de l'orbite, pour que l'œil soit sensiblement au centre de l'instrument ; un appui en velours qui peut s'élever ou s'abaisser de quelques centimètres suivant la longueur du visage sert à supporter le menton.

Quant à l'arc périmétrique, il est noirci en dedans, sauf à son pôle, où l'on peut placer un point blanc qui doit être fixé par l'œil. En dehors, une gradua-

tion de 5 en 5 degrés indique les écarts par rapport
à la ligne visuelle.

Un pied vertical supporte l'arc par son pôle ; derrière ce pôle une aiguille suit, dans un plan vertical,
les déplacements de l'arc et indique sur un cadran
gradué la direction des méridiens que l'arc peut par-
courir.

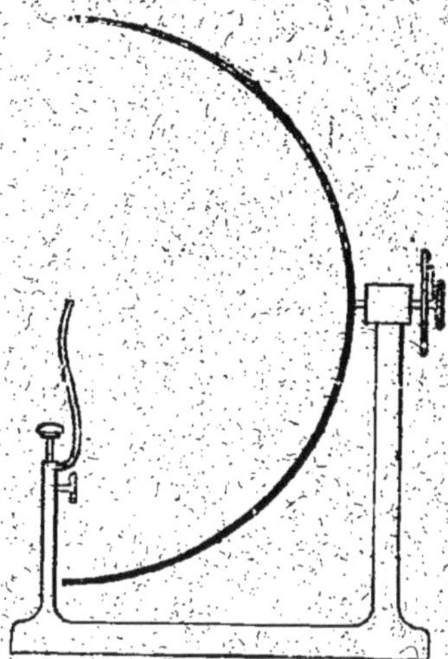

Fig. 7. — Schéma du périmètre de Landolt.

Tel est le périmètre sous la forme que lui a donnée
Landolt. La figure 7 le représente schématiquement.
La tête étant maintenue immobile sur son appui et
l'œil fixant le point blanc central, on peut placer un
ou plusieurs objets lumineux sur un endroit quelconque de la surface intérieure de l'arc et relever leur
position sur la graduation extérieure. Quant au méridien, sa position sera relevée sur le cadran vertical placé

derrière le pôle. On a donc les éléments nécessaires pour déterminer exactement la situation de l'image rétinienne correspondant à l'objet présenté, et par conséquent le point de la rétine excité.

Le rayon de l'arc du périmètre de Landolt a 30 centimètres environ. Mais on comprendra facilement, sans qu'il soit nécessaire d'insister, qu'on puisse placer à toute distance de l'œil les objets lumineux et relever leur position par une simple visée faisant connaître la trace de la ligne de direction correspondante sur l'arc périmétrique.

Limites du champ visuel. — L'étendue du champ visuel varie assez peu suivant les individus. Voici quelles sont ses limites pour mon œil gauche :

En dehors	90°
En dehors et en bas	87°
En bas	72°
En bas et en dedans	63°
En dedans	61°
En dedans et en haut	60°
En haut	65°
En haut en dehors	75°

Le champ visuel, comme on le voit, n'est pas symétrique autour de la ligne de fixation. Il serait beaucoup plus régulier si l'on prenait pour zéro la ligne de direction passant par le centre de la papille optique, mais ce mode de détermination entraînerait quelques difficultés et n'est pas usité.

Ce défaut de symétrie du champ visuel n'est pas dû uniquement à la position excentrique de la papille par rapport à la tache jaune ; le champ visuel est borné en outre en haut et en bas par la présence des paupières, en dedans par la saillie nasale, et dans tous les sens par le rebord de l'orbite ; on peut se mettre à l'abri de ces divers obstacles en changeant la position de la tête sans écarter l'œil de sa position centrale par rapport à l'arc du périmètre. Le champ visuel s'étend alors de quelques degrés dans toutes les directions, et davantage dans certaines d'entre elles. Voici comme exemple les limites du champ visuel trouvées pour l'œil de M. Landolt en fixant le zéro la tête droite, et en fixant le zéro la tête étant tournée de façon à écarter l'obstacle naturel au passage des rayons les plus excentriques ; ce sont ces deux espèces de limites qui sont reproduites dans la figure 6 :

	(tête droite)	(tête détournée)
En haut	52°	65°
En haut et en dehors	73°	85°
En dehors	95°	99°
En dehors et en bas	94°	96°
En bas	66°	80°
En bas et en dedans	46°	65°
En dedans	47°	65°
En dedans et en haut	50°	65°

C'est donc surtout en dehors et en dehors et en bas que le champ visuel est le plus étendu. Je l'ai vu aller jusqu'à 110 degrés dans ces directions.

Diverses maladies, les hémorrhagies rétiniennes, les choroïdites, le glaucôme, le décollement de la rétine, les rétinites, les névrites optiques, des lésions des centres nerveux et certaines affections générales modifient à différents degrés les limites et la forme du champ visuel ; je ne fais que signaler en passant la fréquence de ces modifications, dont l'étude est d'un précieux secours pour le diagnostic.

Je ne ferai aussi que mentionner la *tache aveugle* : c'est un fait bien connu que les parties du champ visuel qui correspondent à l'entrée du nerf optique dans la rétine ne sont pas perçues ; on appelle cette zone la tache de Mariotte, du nom du savant français qui la vit pour la première fois.

On la trouve normalement en dehors du point de fixation, entre 15 et 20 degrés en moyenne, et à 2° au-dessous ; d'après les recherches de Dobrowolski et de Landolt, elle en est plus rapprochée chez les myopes, plus éloignée chez les hypermétropes.

D'autres parties de la rétine paraissent aveugles : ce sont celles qui sont couvertes par les gros troncs vasculaires.

Le reste de la rétine est excitable par la lumière ; nous sommes maintenant en mesure d'étudier cette sensibilité sur les diverses parties de la membrane visuelle ; mais il nous reste à trouver une méthode qui nous permette d'en faire l'analyse.

CHAPITRE III

MÉTHODE D'ÉTUDE DES FONCTIONS VISUELLES

Fonctions visuelles élémentaires. — Principe de l'analyse
des fonctions visuelles. — Méthode de mesure des excitations lumineuses. — Photoptomètre.

Fonctions visuelles élémentaires. — La vision est une
fonction fort complexe. Nous ne pouvons l'envisager
dans ses différents modes ; déjà nous avons éliminé
tout ce qui concerne la vision binoculaire, et nous
devons faire de même pour tout ce qui se rapporte à
l'interprétation, par le cerveau, des sensations trans-
mises par l'œil. Notre étude doit donc se borner à
ces sensations proprement dites, mais elle reste déjà
passablement difficile, car ces sensations se présentent avec différentes qualités dont la simple excitabilité rétinienne ne peut rendre compte.

Ainsi, l'œil perçoit la lumière, premier fait brut.

Il la perçoit en outre avec des différences d'intensité qui sont dans un rapport déterminé avec la force
même de cette lumière.

Il en perçoit de plus les différences de nature,
sous forme de couleur.

Autre point, l'œil est susceptible de recevoir simultanément plusieurs impressions voisines ou non, de les distinguer l'une de l'autre si elles sont voisines, d'en apprécier le nombre avec plus ou moins d'exactitude.

Recevant aussi des impressions lumineuses successives, il peut les distinguer dans le temps comme il les distingue dans l'espace, avec moins de perfection il est vrai.

Ainsi, perception lumineuse brute, appréciation des intensités lumineuses, perception des couleurs, sensibilité différentielle simultanée, sensibilité différentielle successive, acuité visuelle ou distinction des foyers lumineux multiples, tels sont, et j'en oublie, les différents modes que présente à considérer l'action de la lumière sur l'appareil visuel, telles sont les différentes fonctions élémentaires qu'il nous faut étudier et analyser.

Principe de l'analyse des fonctions visuelles. — L'idée qui m'a guidé dans cette analyse, et qui m'a fourni la méthode générale à suivre, est la suivante :

Ces diverses fonctions visuelles élémentaires, ces formes variées de la sensation n'ont pas toutes la même complexité. Elles exigent un travail différent de la part des centres nerveux, ce qui répond à une absorption différente de la force excitatrice. Une fonction physiologique quelconque n'est possible que sous certaines conditions bien déterminées en dehors desquelles elle ne se produira pas. Une sensation ne naîtra pas sans une excitation correspondante, et surtout sans une valeur déterminée de l'excitation. La comparaison de deux sensations, qui constitue une opération plus élevée que la sensation simple, exigera, absorbera plus de force que cette dernière, et plus le travail nerveux augmentera en complexité, plus la force extérieure nécessaire pour le produire deviendra considérable.

Il y a en un mot pour chacun des actes physiologiques élémentaires que peut produire tel excitant, une valeur déterminée de l'excitation, valeur au-dessous de laquelle l'acte en question n'est plus possible ; cette valeur limite peut servir non pas à mesurer, mais à caractériser l'acte physiologique produit.

Prenons un exemple dans l'ordre des intensités lumineuses ; quand nous percevons la lumière, nous la percevons avec une certaine force, nous lui attribuons une certaine intensité ; cette intensité apparente ne représente pas l'intensité extérieure, la force vive de la lumière en tant qu'agent physique, elle ne lui est même pas proportionnelle ; il n'en est pas moins vrai qu'il sera possible, dans certaines conditions, de dresser d'une part la table des intensités lumineuses apparentes depuis la plus faible jusqu'à la plus grande, d'autre part la série correspondante des intensités réelles de la lumière excitatrice, et que, toutes les fois que les mêmes conditions physiologiques de l'œil seront réalisées, les valeurs de l'une de ces deux tables correspondront aux valeurs de l'autre, et que chacune de ces deux espèces de valeurs pourra suffire pour caractériser l'autre.

Chaque sensation, chaque modalité même de la sensation a donc une valeur correspondante de l'excitation extérieure. Chaque forme comme chaque intensité de la sensation visuelle a pour correspondant extérieur une forme et une intensité données de la lumière excitatrice, et c'est cette correspondance qu'il me paraît très important d'établir.

Méthode de mesure des excitations lumineuses. — Pour aborder cette étude, le problème le plus pressant et le plus important à résoudre consistait à pouvoir régler d'une façon précise l'intensité de la lumière présentée à l'œil. C'est à cela que je me suis attaché en premier lieu, et dès le mois de février 1877 je présentais à la Société de biologie le premier type d'un instrument qui répondait à ce besoin et contenait en germe le principe de plusieurs phoptoptomètres réalisés depuis dans des buts plus ou moins différents.

J'ai fait construire différents modèles de ces instruments ; ils sont tous basés sur le fait physique suivant :

Soit une lentille convergente (théoriquement aplanétique) qui donne sur un écran une image réelle d'un objet lumineux. Chaque point de cette image est formée par la réunion, la concentration de tous les rayons qui, partant du point correspondant de l'objet, ont rencontré la surface de la lentille et ont été réfractés par elle. Si on vient à réduire la surface de la lentille, l'image continuera à se former, car il subsistera un certain nombre de rayons qui viendront se concentrer au même point que tout à l'heure ; seulement elle sera formée par un plus petit nombre de rayons et perdra de sa clarté. Il en sera de même pour tous les points de l'image d'une façon générale, et par suite pour l'image elle-même considérée dans son ensemble. Cette image subsistera toujours, quelle que soit la surface de la lentille, mais elle sera plus ou moins éclairée, en proportion de cette surface même.

On pourra donc régler à volonté, entre certaines limites, l'éclairement de l'image en question en pla-çant contre la lentille un écran à ouverture variable : l'éclairement, toutes choses égales d'ailleurs, sera proportionnel à la surface de cette ouverture.

Photoptomètre. — Supposons donc que nous ayons une boîte allongée ouverte à ses deux extrémités, mais pouvant être fermée par deux verres dépolis ou deux surfaces translucides quelconques (papier, porcelaine, etc.) ; nous placerons dans l'intérieur de la boîte une lentille convergente de force réfringente convenablement choisie pour que l'un des deux verres dépolis reçoive l'image réelle de l'autre. Au-devant de la lentille nous ferons mouvoir par une ouverture juste suffisante un écran opaque consistant soit en une seule lame empiétant plus ou moins sur la lentille, soit plutôt en deux lames échancrées convenablement et se déplaçant en sens inverse et en même temps l'une que l'autre.

Par le fait, après avoir au début fait usage d'une boîte rectangulaire, je me suis arrêté au choix d'un tube de cuivre noirci à son intérieur, ayant 5 centimètres de diamètre environ et une longueur totale de 22 centimètres. Au milieu est placée la lentille, ou plutôt ici un système de deux lentilles égales séparées l'une de l'autre par un espace juste suffisant pour permettre le jeu de l'écran. Les deux lentilles ont chacune 11 centimètres de foyer ; leur ensemble forme donc un système convergent dont la longueur focale est le quart environ de la longueur totale du tube. De cette façon l'image réelle de chacune des extrémités du tube est formée sur l'autre extrémité, et elle a la même grandeur que celle-ci.

Chaque extrémité du tube est fermée par un disque de verre dépoli que l'on peut enlever et replacer à volonté, et que l'on remplace par telle surface translucide qu'on le désire, il est donc déjà possible de faire varier l'éclairement en choisissant des surfaces plus ou moins absorbantes ou en superposant plusieurs couches translucides, par exemple plusieurs feuilles de papier ou plusieurs verres dépolis.

L'une des surfaces étant éclairée d'une façon quelconque, soit par le jour, soit par une lumière artificielle, l'autre surface sera éclairée proportionnellement à l'intensité de la source lumineuse, mais sa clarté dépendra en outre de plusieurs autres conditions, telles que l'absorption exercée sur la lumière par les verres dépolis et par les lentilles, et la surface d'admission de la lumière sur ces dernières.

Or, si nous supposons l'appareil installé d'une façon définitive au début d'une expérience, avec des verres dépolis déterminés et une source lumineuse constante, et que nous fassions varier uniquement la surface d'admission des rayons lumineux sur les lentilles, nous éclairerons le verre dépoli antérieur avec une intensité qui dépendra uniquement de cette surface et qui lui sera proportionnelle. Je parle, bien entendu, d'intensité lumineuse relative et non de l'éclairement absolu que je ne cherche même pas à mesurer.

Or, la surface d'admission de la lumière est réglée par un diaphragme spécial qui se meut à frottement dans une coulisse pratiquée entre les deux lentilles. Ce diaphragme se compose essentiellement de deux lames de cuivre glissant exactement l'une sur l'autre, et échancrées de façon à découvrir dans toutes leurs positions une ouverture carrée toujours concentrique à elle-même et concentrique aux deux lentilles. Ces deux lames sont commandées par deux tiges plates d'acier qui se manœuvrent de l'extérieur par la rotation d'un bouton de cuivre au-dessus duquel est une graduation en millimètres. Cette graduation représente l'ouverture du diaphragme, c'est à dire la longueur du côté du carré qu'il découvre dans le champ des lentilles.

L'éclairement relatif du verre dépoli antérieur est

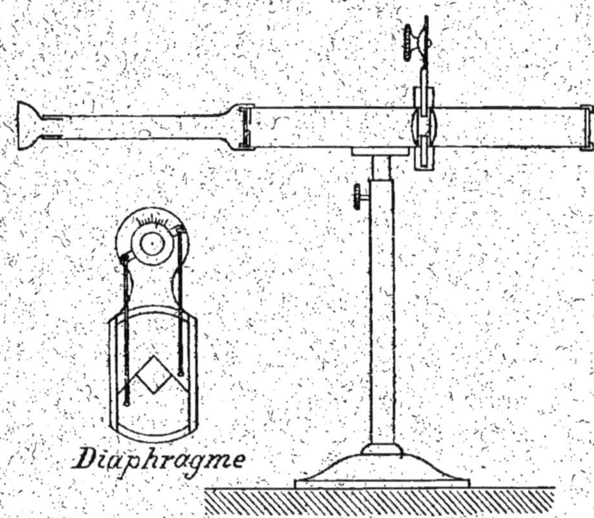

Fig. 8. — Coupe schématique verticale du photoptomètre simple de l'auteur. Le diaphragme graduateur est figuré à part à une échelle plus grande.

proportionnel au carré de cette ouverture ; si celle-ci est de 1, 2, 3, 4... millimètres, l'éclairement relatif est donc 1, 4, 9, 16...

Le verre dépoli postérieur (celui qui sert d'objet par rapport à la lentille) est destiné à être éclairé uniformément.

Il peut recevoir la lumière du jour, mais comme la première condition d'emploi de l'instrument est d'avoir une source lumineuse constante, comparable à elle-même pendant la durée d'une expérience, il est rare que le jour puisse être utilisé ; on ne pourra le faire que si le ciel n'est troublé par aucun nuage, et encore sera-t-il nécessaire de ne point prolonger l'expérience au delà d'un certain temps, une demi-heure par exemple, si l'on opère aux heures moyennes de la journée.

Mieux vaut employer une source de lumière artificielle, malgré la teinte plus ou moins jaunâtre sous laquelle elle se présente ; le pétrole, la soléine sont les moins colorées, mais ce sont des substances trop volatiles et dont la combustion est trop difficile à régler pour qu'on puisse faire fond sur leur constance ; le gaz peut servir à condition expresse de passer par un régulateur de pression ; le régulateur Giroud, qui s'adapte sans difficulté sur le premier bec venu, répond assez bien à cette nécessité. Cependant la lumière de l'huile est encore plus tranquille, et, en faisant usage d'une bonne lampe à modérateur, pourvu qu'elle soit suffisamment pleine, que le ressort soit fréquemment remonté, la mèche bien imbibée et récemment coupée, qu'on ne prolonge guère chaque expérience au delà d'une demi-heure, et qu'on opère à l'abri des courants d'air, on est dans les meilleures conditions possibles pour réaliser une lumière constante.

Lorsqu'on emploie une source artificielle, il y a une autre difficulté : l'uniformité de l'éclairage du verre dépoli postérieur ne peut être considérée comme satisfaisante que si la lampe est suffisamment éloignée ; en effet si la distance au verre dépoli n'est que de quelques centimètres, le centre de ce verre (vis-à-vis duquel il convient dans tous les cas de placer exactement la flamme) est plus éclairé que les bords, surtout si la flamme est de faibles dimensions. Il convient donc d'une part d'employer de fortes lampes, dont la flamme ne soit pas de beaucoup moins étendue que le verre dépoli postérieur. Il faut en outre éloigner la lampe au moins d'une dizaine de centimètres.

S'il fallait une intensité plus forte et qu'on ne pût l'obtenir qu'en rapprochant la lampe, on arriverait facilement à uniformiser l'éclairage du verre par l'artifice suivant, que j'emploie avec succès depuis nombre d'années : on place contre le verre dépoli à l'extérieur, la surface plane d'une lentille plan-convexe au foyer de laquelle la lampe est ensuite disposée. Il est nécessaire d'avoir plusieurs de ces lentilles, de foyers divers, correspondant aux faibles distances de la lampe. Cette lentille a pour effet de rendre parallèles, après les avoir réfractés, les rayons venant de la lampe, c'est à dire de placer la surface éclairée dans les mêmes conditions que si elle se trouvait placée à l'infini (l'intensité lumineuse seule ne variant pas). L'éclairement du verre dépoli est alors parfaitement le même dans toute son étendue. Si la lampe est placée suffisamment loin, on peut se dispenser d'employer la lentille plan-convexe, car pratiquement la clarté des bords ne diffère pas d'une façon appréciable de celle du centre.

Le verre dépoli postérieur (celui qui se trouve contre la lampe) et le verre dépoli antérieur (celui que l'œil doit regarder) sont mobiles, comme il a été dit. On peut en outre leur superposer des écrans de formes et de dimensions diverses.

Ainsi, je suppose qu'on veuille présenter à l'œil une surface carrée de 1 centimètre de côté, on peut s'y prendre de deux façons : on taillera d'abord dans un morceau de papier noir et opaque ayant la forme et la dimension des verres dépolis une ouverture carrée de l'étendue désirée ; on peut alors la placer contre le verre dépoli postérieur, et il doit se former une image nette du carré sur l'autre verre ; mais il est difficile d'obtenir ainsi une image aussi nette qu'en plaçant tout simplement le papier noir contre le verre dépoli antérieur, devant ou derrière suivant que la surface dépolie est antérieure ou posté-rieure.

Le verre dépoli antérieur de l'instrument offrira donc à l'œil une ou plusieurs surfaces lumineuses de forme et de dimensions très diverses suivant celles des ouvertures qu'on aura pratiquées dans le papier noir recouvrant le verre lui-même, et de plus, on pourra éclairer ces surfaces comme on le voudra (depuis zéro jusqu'à une certaine limite) et à un degré facile à évaluer en prenant le carré de l'ouverture du diaphragme.

Je répète une fois de plus, qu'il ne s'agit que de valeurs relatives de l'éclairage ; ces valeurs sont comparables à elles-mêmes dans le cours d'une expérience, mais ne le sont plus exactement d'une expérience à l'autre : pour qu'elles le fussent il faudrait avoir la même lampe, la même mèche, la même huile, la même hauteur de mèche, le même tirage du verre, la même distance de la lampe, etc., autant de conditions impossibles à réaliser toutes ensemble ; aussi ne me suis-je pas du tout préoccupé de reproduire d'un jour à l'autre la même lumière ; si je l'ai fait, c'est seulement dans certaines conditions dont je parlerai plus loin, et dans un but spécial.

Le verre dépoli antérieur, muni de son écran opaque découpé, peut être présenté directement à l'œil, c'est ce qui a lieu notamment lorsqu'on veut explorer une partie excentrique de la rétine, puisqu'alors l'œil doit fixer en dehors de l'instrument un objet suffisamment éclairé pour maintenir le regard dans une direction constante.

Mais il y a des cas où l'œil doit être tenu dans une obscurité absolue et à l'abri de toute excitation autre que celle qui fait l'objet de l'expérience. Par exemple pour tout ce qui a trait à l'analyse des sensations fournies par la lumière monochromatique, par les différentes zones spectrales isolées, ou bien à la distinction des points lumineux sur fond noir, etc., il est nécessaire d'écarter jusqu'à la dernière trace de lumière diffuse dans le champ visuel. On adapte alors à la partie antérieure de l'instrument un tube oculaire soigneusement noirci à l'intérieur, et pourvu, à son extrémité libre, d'une coquille également noircie, à laquelle on a donné la forme de l'orbite et dans laquelle l'œil peut être entièrement enfoncé ; les bords de cette coquille sont garnis de velours noir ou de drap noir de manière à empêcher la moindre infiltration de lumière provenant de l'extérieur.

De plus, le fond de la coquille est disposé de façon à ce qu'on puisse y fixer des verres convexes ou concaves, suivant les besoins, ainsi que des diaphragmes à ouverture centrale plus ou moins large de manière à restreindre plus ou moins l'admission de la lumière par la pupille. Il est en effet nécessaire en général, et plus particulièrement dans certains cas où la perception nette des détails est d'une grande importance, que le système dioptrique de l'œil soit adapté exactement à la distance du verre dépoli antérieur de l'appareil sans qu'aucun effort particulier d'accommodation ait à intervenir.

Le tube oculaire dont je me sers d'habitude a une longueur de 20 centimètres ; je puis le remplacer facilement par un autre tube de 25 centimètres de longueur.

Tel est l'instrument très simple que j'emploie pour l'étude des sensations correspondant à des lumières d'intensité variable.

On peut employer pour l'éclairer une lumière quelconque autre que celle que j'ai décrite, et nous verrons plus loin comment je l'ai utilisé pour l'étude des sensations de couleur, soit en projetant sur le verre dépoli postérieur des rayons spectraux déterminés, soit en plaçant entre ce verre et la source éclairante des verres colorés absorbant certaines parties du spectre et laissant passer des zones de rayons déterminées, soit encore en éclairant l'appareil par des rayons monochromatiques produits par la combustion de sels métalliques dans la flamme de Bunsen.

Je décrirai plus loin une disposition additionnelle qui fait de ce photoptomètre simple un photoptomètre différentiel, en éclairant avec une intensité variable la face antérieure du verre dépoli présenté à l'œil, et permettant de faire se détacher en clair sur cette surface uniforme un objet plus petit à distinguer du fond. Cette disposition intervient lorsqu'on veut étudier la perception des différences de clarté ou encore la perception des couleurs sur fond blanc. Mais pour le moment contentons-nous du photoptomètre simple et voyons quel parti on peut en tirer pour certains points de l'étude des sensations visuelles.

CHAPITRE IV

LA SENSIBILITÉ LUMINEUSE

Excitabilité des diverses parties de la rétine. — Inériorité du centre. — Contradiction apparente. — Influence de la surface sur la sensibilité lumineuse. — Pourquoi les petites surfaces sont-elles moins bien perçues ? — Critique expérimentale. — Irradiation des excitations lumineuses. — Relation entre la distance des objets et leur clarté apparente.

Excitabilité des diverses parties de la rétine. — La première question que je me suis posée et celle qui mérite de nous arrêter tout d'abord, est celle de savoir si toutes les parties de la rétine sont également excitables par la lumière. J'entends ici la lumière qui se présente le plus ordinairement à l'œil, celle que nous appelons la lumière blanche.

Il s'agissait de présenter à l'œil dans différents points du champ visuel une surface lumineuse dont on pût faire varier l'intensité, et de déterminer pour chacun de ces points quelle intensité lumineuse était nécessaire et suffisante pour provoquer une sensation.

C'est une méthode tout à fait semblable à celle qui est bien connue et couramment employée en physiologie pour mesurer l'excitabilité des nerfs et des muscles : on détermine la plus faible valeur, qu'il est nécessaire de donner à l'excitant pour produire une réaction sensitive ou motrice.

La méthode employée est la suivante : la tête du sujet est maintenue immobile sur l'appui du périmètre ; l'œil, au centre de l'arc, fixe un point déterminé de la surface interne de ce dernier, point marqué par une petite croix blanche ou par une tache à la craie. Le photoptomètre, privé de son tube oculaire, est placé de façon que le verre dépoli antérieur se trouve dans la direction du zéro de la graduation. Il est éclairé soit par la lumière du jour, soit par la lampe.

L'œil inactif du sujet étant bandé, l'expérimentateur ouvre lentement le diaphragme de l'appareil jusqu'à ce que le sujet perçoive la lumière. On relève ensuite sur la graduation du diaphragme le nombre de millimètres correspondant à l'ouverture de ce dernier ; en prenant le carré de ce nombre on a l'intensité lumineuse *relative* de la surface présentée à l'œil.

Cette surface éclairée peut être soit un carré soit un cercle ; dans mes premières expériences, j'ai employé un carré de 3 centimètres de côté ; on verra bientôt quelle influence a l'étendue de cette surface.

En faisant fixer par l'œil des points de plus en plus excentriques, et dans des méridiens divers, on arrive à interroger un certain nombre de régions rétiniennes différentes, pour lesquelles on compare les valeurs du minimum perceptible. Aubert, qui a fait les premières expériences sur l'excitabilité de la rétine, a recommandé de maintenir l'œil, avant chaque expérience, dans une complète obscurité pendant une vingtaine de minutes.

Cette précaution est en effet indispensable, pour une raison sur laquelle nous insisterons plus loin et que nous pouvons déjà exprimer en un mot, c'est que la sensibilité rétinienne s'émousse à la lumière et en proportion même de l'intensité de cette lumière, tandis qu'elle se repose dans l'obscurité.

L'expérience faite dans ces conditions nous a donné, ainsi qu'à M. Landolt et aux autres personnes qui ont bien voulu se prêter à cette recherche, les résultats suivants :

Toutes les parties de la rétine, sauf le centre, ont constamment paru également excitables, c'est à dire qu'il a fallu la même quantité de lumière, le même éclairement de la surface présentée à l'œil pour produire une sensation lumineuse.

Infériorité du centre. — Le centre rétinien seul, c'est à dire la région de la tache jaune, s'est montré moins sensible que le reste de la membrane.

Ce fait est important ; je l'avais déjà signalé dans

ma thèse dont les expériences avaient cependant été faites avec une surface lumineuse assez étendue (3 centimètres de côté pour une distance de 30 centimètres de l'œil, c'est à dire image rétinienne de 1 millimètre 1/2 environ de large) : lorsque, au lieu de regarder directement avec le centre, disais-je, on fixait légèrement à côté, à 2 ou 3 centimètres environ de la surface considérée, il fallait, pour produire une impression, un peu moins de lumière que dans le regard tout à fait direct (Arago avait déjà observé cette imperfection relative de la vision directe).

Plus tard, en opérant avec des surfaces lumineuses moins étendues que les précédentes, je trouvai une différence encore plus sensible entre la sensibilité lumineuse du centre et celle de la rétine en général; seulement, cette région moins sensible a une superficie très restreinte ; on peut dire qu'elle correspond plutôt à la fovea centralis, c'est à dire à la partie centrale de la tache jaune, qu'à l'ensemble de cette dernière. On comprend donc qu'elle se manifeste plus nettement à l'expérimentateur quand celui-ci fait usage de très petites lumières que de surfaces un tant soit peu étendues ; il faut en d'autres termes que l'image rétinienne de la surface présentée à l'œil soit de l'ordre de grandeur de la fovea plutôt que de la tache jaune, sinon elle dépasse les bords de la région peu sensible, et tombe en partie sur des régions rétiniennes plus excitables.

Ainsi, sensibilité à peu près égale de la rétine dans la généralité de son étendue, sensibilité beaucoup moindre de la fovea, voilà comment on peut résumer les résultats de nos expériences sur cette question.

Contradiction apparente. — Beaucoup de personnes s'étonneront de ce que la vision directe paraisse d'après cela moins délicate que la vision indirecte, tandis que tout paraît contredire cette affirmation.

Cette contradiction apparente s'expliquera plus tard d'elle-même quand nous examinerons d'autres modes de sensibilité visuelle dans lesquels le centre rétinien a, au contraire, la prépondérance. Cependant il convient d'insister dès maintenant sur ce point.

En premier lieu, s'il y a une zone peu sensible au centre de la rétine, elle est très petite et occupe seulement, comme on l'a dit, le centre de la tache jaune. Or la vision ordinaire s'opère avec une zone rétinienne non délimitée, mais certainement plus étendue que la fovea ; tout le monde sait par exemple qu'on peut voir très distinctement un certain nombre de lettres à la fois, sans déplacement de l'œil. Il ne serait pas très étonnant qu'on ne remarquât pas dans la zone de vision distincte, une différence portant sur une étendue aussi petite.

Mais, de plus, nous montrerons bientôt que l'excitation lumineuse se dissémine toujours sur une étendue plus ou moins large même quand l'image rétinienne n'occuperait qu'une petite portion de cette étendue, de sorte que lorsqu'on présente à l'œil une surface éclairée suffisamment large, les différences tendent à s'effacer d'un point à un autre.

En troisième lieu, nous verrons, je le répète, le centre rétinien doué d'une sensibilité spéciale plus délicate que les autres parties. L'infériorité de cette région porte simplement sur la sensibilité lumineuse brute, la seule dont nous nous occupions en ce moment.

Influence de la surface sur la sensibilité lumineuse. — J'ai dit que l'excitation, ou que l'impression lumineuse, comme on voudra, paraissait se diffuser sur une certaine surface et dépasser les limites de l'image lumineuse excitatrice. Voici un ordre de faits qui le prouve. C'est celui qui se rapporte à l'influence de la surface rétinienne excitée sur la sensibilité lumineuse.

Je me suis posé en 1880 et 1881 cette question : étant données des surfaces lumineuses de différente étendue, faut-il leur donner dans tous les cas le même éclairement pour déterminer une sensation dans l'appareil rétinien ?

J'avais remarqué en premier lieu qu'en présentant à l'œil des carrés lumineux de plusieurs surfaces différentes il fallait leur donner la même clarté minimum pour déterminer une sensation. L'œil était à vingt centimètres des carrés et ceux-ci avaient, l'un 2 millimètres de côté, un autre 4 millimètres et le troisième 12 millimètres.

Plus tard, l'idée me vint de renouveler l'expérience avec des surfaces plus petites, et je vis avec étonnement qu'au-dessous de 2 millimètres de côté (image rétinienne $0^{mm}15$ de large), plus la surface diminuait et plus il fallait de lumière pour produire la sensation.

Quant à la valeur précise de la relation existant entre ces deux éléments, minimum de clarté perceptible et surface excitée, je ne la remarquai pas tout d'abord et ce ne fut qu'après de longues et minutieuses expériences que je pus reconnaître que dans les conditions précédentes il fallait, pour produire la sensation, un éclairement inversement proportionnel à la surface lumineuse.

Il y avait dans ces recherches un obstacle assez grave à surmonter et qui était le suivant : j'ai dit déjà que la sensibilité lumineuse dépend dans une très large mesure de l'éclairage ambiant ; il n'est pas rare de voir, suivant que l'œil a séjourné ou non dans l'obscurité, le minimum perceptible varier de 1 à 100 (les variations possibles sont encore bien plus étendues). Il était donc indispensable d'éliminer cette cause d'erreur et d'opérer, pendant le cours d'une même expérience, dans des conditions constantes d'adaptation. Aussi je n'ai jamais négligé, avant d'appliquer mon œil à l'instrument, de regarder pendant quelques minutes une même surface éclairée, par exemple, le mur de mon cabinet; comme les volets étaient clos parfaitement et que la chambre n'était éclairée que par la lampe de l'instrument, j'étais donc toujours adapté de la même manière, ainsi que les personnes qui répétaient mes expériences. C'est là un point capital dans cette étude, car un seul oubli de cette précaution minutieuse aurait entraîné des écarts notables entre les chiffres obtenus.

A l'aide de mon photoptomètre pourvu de son tube oculaire de 20 centimètres de long, j'ai fait diverses expériences partielles, portant les unes sur deux ou trois surfaces moindres que 4 millimètres carrés (2 millimètres de côté), les autres sur des surfaces plus étendues. J'ai toujours obtenu pour ces dernières des clartés minima sensiblement égales, tandis que pour les premières la clarté devait être d'autant plus élevée que la surface était plus petite, le produit de la clarté par la surface formant un nombre sensiblement constant pour une même expérience.

Je vais donner une expérience comme exemple :

Mon œil gauche est placé à l'entrée du tube oculaire de l'appareil, c'est à dire à la distance fixe de 20 centimètres de l'objet.

1º Lorsqu'on lui présente une surface carrée de 0,95 millimètre de côté, il faut ouvrir le diaphragme de 7 millimètres 1/2 pour que la lumière soit perçue.

2° Pour une seconde surface carrée de 1,6 millimètre de côté, il faut 4 millimètres 1/2 d'ouverture du diaphragme.

3° Surface carrée de 0,7 millimètre de côté; ouverture du diaphragme, 10 millimètres.

4° Surface carrée de 2 millimètres de côté; ouverture du diaphragme, 3 millimètres 1/2.

On sait que les éclairements relatifs correspondant aux différentes ouvertures du diaphragme peuvent être exprimés par les carrés de ces ouvertures.

Multiplions chaque surface par l'éclairement relatif correspondant qui exprime le minimum perceptible, ou, ce qui donnera des renseignements analogues, multiplions simplement le côté de chaque surface par le côté de l'ouverture correspondante du diaphragme, nous avons :

$$1^{er} \text{ objet, } 0,95 \times 7,5 = 7,125$$
$$2^{e} \text{ objet, } 1,6 \times 4,5 = 7,1$$
$$3^{e} \text{ objet, } 0,7 \times 10 = 7$$
$$4^{e} \text{ objet, } 2 \times 3,5 = 7$$

Il y a donc proportionnalité inverse entre l'étendue de l'objet et le minimum perceptible, jusqu'à une certaine limite, qui est à peu près celle de l'image rétinienne d'un objet de 2 millimètres de dia-

mètre pour une distance de 20 centimètres de
l'œil.

Il est facile de calculer que cette limite d'étendue
est de l'ordre de grandeur de la fovea centralis.

A s'en tenir à une première série d'expériences
faites dans la vision directe, on pourrait se figurer
la fovea centralis comme formant une sorte de territoire autonome dans lequel l'excitation lumineuse se
diffuserait et qui demanderait toujours une quantité
déterminée d'énergie lumineuse pour être mise en
activité ; la lumière occuperait-elle une surface moindre, l'éclairement devrait s'élever à proportion ; la
surface d'excitation augmenterait-elle, il suffirait, par
unité de surface, d'un éclairement moindre, mais
dans tous les cas la masse totale de lumière tombant
sur la fovea, c'est à dire le produit de la surface par
l'éclairement, devrait atteindre une valeur déterminée et constante (dans les mêmes conditions physiologiques) pour produire une sensation lumineuse.

Pour contrôler cette vue il fallait s'assurer si les
mêmes phénomènes se reproduiraient ou non en faisant l'expérience sur une partie excentrique de la
rétine. Or, dans ce cas encore, les mêmes résultats se
sont offerts à mon observation, moins précis peut-
être à cause de la difficulté spéciale de cette nouvelle expérience, mais à coup sûr il m'a fallu pour
produire la sensation lumineuse, des clartés d'autant
plus grandes que la surface éclairée était plus petite,

tant qu'elle ne dépassait pas 2 millimètres de largeur ; pour des surfaces plus grandes, l'éclairement minimum m'a paru devoir être le même.

Dans des recherches ultérieures faites avec un modèle plus sensible de mon appareil, je me suis assuré que le minimum perceptible, pour des surfaces plus grandes que les limites indiquées, continue en réalité à décroître très légèrement quand la surface augmente, mais cette diminution est insignifiante et n'infirme pas la distinction établie entre les petites et les grandes surfaces d'excitation correspondant aux images rétiniennes moins larges et plus larges que 0,15 à 0,2 millimètre.

Pourquoi les petites surfaces sont-elles moins bien perçues ? — Ces faits sont assurément difficiles à interpréter. M. Leroy a tenté de leur assigner une origine purement dioptrique : l'aberration sphérique du système réfringent de l'œil serait toujours considérable, et l'image rétinienne d'un point lumineux serait toujours constituée par une surface, par un cercle de diffusion assez étendu et existant dans les yeux les mieux adaptés. Par suite de cette sorte de diffusion, d'étalement de la lumière sur la rétine, un objet composé de plusieurs points lumineux enverrait sur une certaine zone rétinienne d'autant plus de clarté qu'il comprendrait plus de points, c'est à dire que sa surface serait plus grande ; cela jusqu'à une certaine limite correspondant aux dimensions d'un cercle de diffusion. Dans ces limites, par conséquent, la clarté des images rétiniennes provenant d'objets de même intensité lumineuse ne serait pas en réalité constante, mais dépendrait de la surface de l'image, augmentant ou diminuant en proportion de cette dernière. Par suite, rien d'étonnant à ce qu'une petite image nécessite pour être perçue plus d'éclairement qu'une grande.

Cette théorie mérite attention, et elle est certainement séduisante; mais voici les raisons qui me la font rejeter.

L'influence de la surface sur la sensibilité lumineuse s'exerce dans des limites inférieures à 0,15 millimètre environ, mais elle s'exerce jusqu'à ces limites. Pour que l'explication de M. Leroy fût vraie, il faudrait évidemment que les cercles de diffusion dans un œil bien adapté, fussent du même ordre de grandeur que les limites en question. Or, si chaque point lumineux donnait une image diffuse de cette étendue, nous ne pourrions pas évidemment distinguer l'une de l'autre deux images rétiniennes éloignées seulement de 0,004 millimètre, dont il pourrait se produire près de 40 sur un seul diamètre de chaque cercle de diffusion, par conséquent près de 1600 dans toute l'étendue de ce cercle. Or tout le monde fait cette distinction, qui correspond à une acuité visuelle nullement supérieure à la moyenne.

En outre nous avons vu précédemment que les

dimensions des cercles de diffusion sur la rétine étaient certainement loin d'être aussi considérables, et ne dépassaient probablement pas, dans la vision ordinaire, c'est à dire avec une pupille moyenne, un diamètre de 4 millièmes de millimètre ($0^{mm}004$).

Critique expérimentale. — Mais voici des expériences qui me paraissent résoudre la question.

Les cercles de diffusion rétiniens ont un diamètre qui dépend évidemment de la grandeur de la pupille ; pour une pupille dilatée à son maximum, ces cercles auront une certaine dimension maxima ; si la pupille devient plus étroite, ils diminueront d'étendue jusqu'à une certaine limite pour laquelle la diffraction interviendra et au-dessous de laquelle les cercles de diffusion augmenteront de nouveau à mesure que la pupille se rétrécira.

Que doit-il donc arriver d'après la théorie précédente lorsqu'on fera varier la grandeur de la pupille, ou bien, ce qui revient au même, lorsqu'on placera devant l'œil des diaphragmes à ouvertures plus ou moins grandes ? Puisque la grandeur de l'image de diffusion provenant d'un point lumineux varie suivant l'ouverture des diaphragmes, et que de plus c'est cette grandeur qui règle les limites dans lesquelles le minimum perceptible dépend de la surface de l'image rétinienne, on trouvera des limites différentes suivant les diaphragmes employés.

Or, nous avons répété les expériences précédentes

en faisant varier l'ouverture pupillaire depuis 8 millimètres jusqu'à 0,85 millimètre, et nous avons constamment retrouvé les résultats déjà exprimés, c'est à dire que dans tous les cas les objets plus larges que 2 millimètres ont produit une impression lumineuse pour un éclairement minimum sensiblement constant, mais que les objets moins larges que 2 millimètres ont exigé un éclairement supérieur au précédent et variant en raison inverse de la surface de l'objet.

Nous sommes donc en droit de conclure que le chiffre que nous avons assigné comme limite de grandeur à l'image rétinienne pour que l'influence de la surface puisse s'exercer est le même, quelle que soit la surface de la pupille (surface que nous avons fait varier de 1 à 90 dans nos expériences) et par conséquent quelle que soit l'étendue des images de diffusion formées sur la rétine.

Le phénomène en question n'est donc point de cause dioptrique, mais physiologique. Son origine est dans la rétine ou dans le système nerveux, mais non dans le système réfringent de l'œil.

Irradiation des excitations lumineuses. — Ces faits confirment donc ceux d'un autre ordre qui ont été découverts et décrits par Plateau, Aubert, Hering, etc., pour lesquels il existe soit une *induction lumineuse*, soit une *irradiation* s'étendant au delà du point excité de la rétine. Mais, à coup sûr, il y a là quelque chose de plus précis encore qu'une simple induction ou irradiation lumineuse, et le fait de la nécessité d'une quantité constante d'action lumineuse dans une certaine zone pour produire une sensation, montre que cette lumière, en tombant sur la rétine, non seulement ne reste pas localisée au point excité, mais se diffuse, se répartit uniformément sur un certain territoire dont l'étendue correspond assez bien à celle de la fovea centralis. Devrait-on alors diviser l'étendue de la rétine en un certain nombre de *fovea*, de zones *physiologiques* embrassant chacune une grande quantité de cônes ou de bâtonnets, et qu'il faudrait pour ainsi dire mettre en branle avant que l'excitation lumineuse, d'abord vaguement perçue, puisse produire des effets plus précis ? L'anatomie, à coup sûr, n'a jamais montré l'existence d'une telle division ; il n'en faut pas moins tenir compte des résultats qui précèdent ; ils mettent en définitive hors de doute un fait des plus importants, c'est que chaque élément rétinien n'est pas isolé au point de vue fonctionnel, mais reste constamment solidaire des éléments voisins, qui lui communiquent une partie de leur excitation.

Relation entre la distance des objets et leur clarté apparente. — Une conséquence pratique de ces expériences est la suivante : puisqu'une petite image rétinienne doit être plus éclairée qu'une plus grande pour produire la sensation, il en résulte qu'on peut, dans les limites indiquées, produire le même effet sur la rétine en rapprochant un objet lumineux qu'en augmentant son éclairement, et *vice versâ*. En effet, le rapprochement d'un objet équivaut à l'augmentation de la grandeur de son image rétinienne.

Des objets de même clarté étant présentés à l'œil, les plus éloignés paraîtront donc les moins éclairés, et réciproquement ; seulement il faut pour que cette loi soit applicable, que ces objets ne donnent pas lieu à une image rétinienne plus large que 0,15 millimètre environ, ce qui correspond à un angle visuel de 40 minutes.

Il reste maintenant à formuler d'une façon précise la relation que nous venons d'établir entre l'éclairement apparent ou sensible d'un objet et sa distance à l'œil.

Une distance double de l'objet équivaut à une largeur moitié moindre de l'image rétinienne, et ainsi de suite. Mais une largeur moitié moindre correspond à une surface 4 fois plus faible. Or, le minimum perceptible varie en raison inverse non de la largeur, mais de la surface de l'image rétinienne. Donc une distance double de l'objet nécessite pour la perception un éclairement minimum 4 fois plus grand, ce qui veut dire que la clarté apparente de l'objet est 4 fois plus faible. En un mot, l'éclairement apparent d'un objet lumineux varie, toutes choses égales d'ailleurs et dans les limites d'étendue indiquées, en raison inverse du carré de sa distance à l'œil.

Outre l'intérêt pratique de ces faits, le principe de
la solidarité des éléments rétiniens voisins explique
que la fovea, malgré son peu de sensibilité lumineuse, ne fasse pas tache dans le champ visuel, parce
qu'elle participe à l'excitation des zones rétiniennes
environnantes.

CHAPITRE V

L'ADAPTATION RÉTINIENNE (VARIATION DE LA SENSI-
BILITÉ LUMINEUSE SUIVANT L'ÉCLAIRAGE AMBIANT).

Minimum perceptible et sensibilité de la rétine. — Application à la clinique. — Application à la physiologie. —
Mécanismes régulateurs de la sensibilité lumineuse. —
Adaptation rétinienne. — Relation entre la sensibilité
lumineuse et l'éclairage ambiant. — Les variations de
la sensibilité lumineuses sont-elles causées par celles de
la pupille ? — Marche de l'adaptation rétinienne. —
Conséquences expérimentales. — Une hémianopsie
physiologique. — Sensibilité différente des diverses
parties de la rétine dans la vie ordinaire.

Minimum perceptible et sensibilité de la rétine. — Il
y a entre la valeur du minimum perceptible (éclairement nécessaire et suffisant pour produire une sensation lumineuse) et celle de la sensibilité lumineuse
une relation bien simple. Supposons que l'on excite
avec le même instrument et la même lampe soit deux
yeux différents, soit deux parties rétiniennes différentes, soit la même partie dans deux conditions
physiologiques distinctes, et qu'il faille dans un cas
2 fois plus de lumière que dans l'autre pour la sensation, on peut admettre que la sensibilité est 2 fois
moindre dans le premier cas que dans le second. Il

n'est pas besoin de philosopher pour reconnaître en fait et d'une façon générale que, dans des conditions expérimentales données, la sensibilité lumineuse est l'inverse du minimum perceptible, et qu'on peut déterminer l'un de ces deux facteurs par l'autre.

Application à la clinique. — De là une première conséquence d'ordre clinique : on peut explorer la sensibilité lumineuse ou l'excitabilité rétinienne des malades en déterminant comparativement avec des yeux sains la valeur du minimum de lumière qu'ils perçoivent; le minimum perceptible est-il plus grand qu'à l'état normal, la sensibilité lumineuse est diminuée dans les mêmes proportions. C'est ce qui arrive, par exemple, dans l'héméralopie, dans certaines choroïdites et dans nombre d'autres affections oculaires, et l'étude attentive de ces cas mériterait d'être reprise en ayant égard aux difficultés d'ordres divers qu'elle présente. J'ai indiqué ailleurs la méthode à suivre (1).

Application à la physiologie. — Mais pour nous en tenir au point de vue physiologique, la méthode en question nous servira à faire l'analyse de certaines conditions qui influent au plus haut degré sur la sensibilité lumineuse.

J'ai déjà mentionné ce fait qu'il s'opère une adaptation de l'œil à l'éclairage ambiant. Nous allons

(1) *L'examen de la vision au point de vue de la médecine générale.* Paris, 1881.

étudier de plus près cette fonction de l'appareil visuel.

On sait que la vie n'est possible que sous certaines conditions assez étroites de température, d'humidité, de composition chimique du milieu ambiant, etc. De même la sensibilité ne s'exerce que dans certaines limites d'intensité de l'excitation extérieure. L'excitation devient-elle ou plus ou moins intense, ou bien la réaction sensible n'a pas lieu, ou bien il se produit un phénomène tout différent, la fatigue ou l'épuisement de l'élément nerveux, ce qui équivaut à sa destruction temporaire ou définitive.

Or, l'étendue des limites entre lesquelles se manifeste la sensibilité normale est très restreinte, et elle est dépassée de beaucoup par celle des intensités possibles de l'excitation.

En ce qui regarde la vision, par exemple, personne ne pourrait, sans danger, fixer le soleil; M. Plateau en a fait la triste expérience. — C'est là un cas extrême; mais il ne manque pas de sources lumineuses moins intenses qui dépassent de beaucoup les conditions de notre sensibilité.

Or, l'échelle des intensités lumineuses perceptibles est encore notablement plus étendue qu'elle ne le serait si des mécanismes physiologiques spéciaux n'existaient pas, dont l'effet est, d'une part, de protéger la rétine contre des rayons trop vifs, d'autre part de modifier la sensibilité de cette membrane d'après la force même de ces rayons, en opposant à une clarté trop forte une sensibilité émoussée, et en exagérant cette dernière en présence d'une lumière trop faible.

Mécanismes régulateurs de la sensibilité lumineuse. — L'un de ces mécanismes agit sur l'iris et la pupille; le second modifie directement la rétine.

Nous insisterons peu sur le premier. Chacun sait que la pupille se contracte à la lumière et se dilate dans l'obscurité; ses dimensions sont donc dans un certain rapport avec l'intensité lumineuse extérieure; elles sont réglées par un mécanisme réflexe dont l'origine est l'excitation plus ou moins grande de la rétine et du nerf optique; cette excitation réagit par l'intermédiaire de centres spéciaux sur le nerf moteur oculaire commun qui innerve le muscle sphincter ou constricteur de la pupille, et sur le nerf sympathique cervical qui tend à la faire dilater. De la prépondérance de l'un de ces deux nerfs sur l'autre dépend le diamètre de cette ouverture de l'iris. Or, plus la pupille est grande, plus sont larges les faisceaux lumineux qu'elle admet dans l'œil ou, si l'on veut, plus sont nombreux les rayons lumineux qui, partant d'un point donné, contribuent à former l'image de ce point sur la rétine. L'éclairement des images rétiniennes est donc proportionnel à l'étendue de la pupille; on voit ainsi que le jeu de l'iris tend à diminuer l'éclat des lumières trop intenses et à augmenter celui des lumières trop faibles. Or, le diamètre de la pupille peut s'élever au maximum jusqu'à 9 millimètres et descendre au-dessous de 1 millimètre. Ce mécanisme peut donc faire varier environ de 1 à 100 l'intensité lumineuse des images qui se forment sur la rétine.

Il est important de rappeler que chacun des deux iris accomplit les mêmes mouvements que l'autre, même si ce dernier seul est soumis à des variations de clarté. La pupille droite, par exemple, maintenue dans un milieu constant, se dilate si on fait dilater la pupille gauche en la plaçant dans l'obscurité, et se contracte si on présente à la pupille gauche une lumière qui la fait contracter. Nous aurons à tenir compte de ce fait dans la suite.

J'arrive maintenant à un autre mécanisme non moins important que celui-ci, mais d'ordre tout différent.

Adaptation rétinienne. — Le réflexe pupillaire agit sur les conditions extrinsèques de la sensibilité de l'œil, mais ne modifie pas directement cette sensibilité. Or, nous allons voir que cette dernière se règle pour ainsi dire elle-même suivant qu'elle doit percevoir une lumière forte ou une lumière faible.

C'est un fait bien connu qu'en passant du grand jour dans une obscurité relative, nous ne voyons rien tout d'abord, mais qu'en y séjournant quelques minutes l'œil devient peu à peu plus sensible; il distingue en premier lieu quelques vagues détails, puis ses perceptions s'améliorent jusqu'à un degré qu'on n'eût pas osé prévoir tout d'abord.

De même lorsque, venant d'un milieu obscur, nous nous plaçons dans un endroit éclairé, l'éblouissement et la fatigue que nous éprouvons tout d'abord nous montrent que notre sensibilité lumineuse a été fortement exaltée; puis cette exaltation se calme et nous arrivons à regarder sans fatigue les mêmes objets. Evidemment l'excitabilité de la rétine s'est émoussée sous l'influence de la lumière, et cette sensibilité diminuée nous suffit néanmoins pour percevoir avec une grande netteté les détails des objets éclairés.

Il se fait ainsi une sorte d'adaptation de l'appareil nerveux rétinien à l'éclairage ambiant; c'est ce qu'on nomme généralement l'adaptation lumineuse, bien distincte de l'adaptation dioptrique ou accommodation du système réfringent de l'œil aux distances des objets. Ce phénomène a été mis en évidence en premier lieu par Aubert; indépendamment de son intérêt direct au point de vue de la physiologie de la vision, il fournit un exemple important d'un fait de physiologie générale qu'on ne saurait trop mettre en relief, l'adaptation du système nerveux aux circonstances extérieures, ou plus exactement, la tendance du système nerveux à se protéger, en se modifiant lui-même légèrement en sens inverse contre les variations du milieu ambiant.

En outre, l'étude de l'adaptation lumineuse a une grande importance pratique au point de vue des précautions qu'il est nécessaire de prendre dans toutes les expériences et les recherches, cliniques ou autres, sur la vision.

Cette adaptation n'est pas brusque, elle se fait d'une façon continue ; elle suit toutes les fluctuations de l'éclairage, si bien qu'à un éclairage ambiant donné correspond un degré donné de la sensibilité lumineuse. On pourrait donc au besoin déterminer l'intensité d'un éclairage auquel l'œil serait soumis depuis un temps suffisant pour avoir pu s'y adapter, d'après le degré de la sensibilité lumineuse correspondante, à la condition de connaître la loi qui relie cette sensibilité à l'intensité de la lumière extérieure. C'est cette relation que j'ai essayé de déterminer expérimentalement.

Relation entre la sensibilité lumineuse et l'éclairage ambiant. — La méthode était toute indiquée, elle consistait à évaluer à l'aide de l'instrument précédemment décrit, les différentes valeurs du minimum perceptible correspondant à différents éclairages.

J'ai choisi comme point de départ l'éclairage du jour donnant sur une surface uniforme. Cet éclairage était pris pour unité. Il est évident que d'un jour à l'autre l'unité n'a pas la même valeur, mais peu importe, car on n'opérait que sur cet éclairage diminué dans certaines proportions définies pendant le cours d'une même expérience. Il faut naturellement choisir des journées à ciel absolument pur pour être assuré que l'éclairage unité ne varie pas pendant cette durée.

Pour diminuer l'éclairage, j'employais une série de verres fumés à teinte neutre dont j'avais mesuré au préalable le pouvoir absorbant et que je plaçais successivement devant mon œil.

A l'aide de l'instrument différentiel que je décrirai plus tard, et d'après les principes ordinaires de la photométrie, j'ai pu déterminer pour chacun de ces verres la proportion de lumière qu'il transmet. Voici les nombres trouvés pour les 6 verres que j'ai employés.

Le verre n° 1 transmet 81 millièmes de la lumière qu'il reçoit. L'éclairage à l'œil nu étant 1, on réduit donc, en regardant à travers ce verre, l'éclairage primitif à la valeur 0,081. Ainsi :

Le verre n° 1 transmet	—	0,081
— n° 2	—	0,154
— n° 3	—	0,232
— n° 4	—	0,413
— n° 5	—	0,510
— n° 6	—	0,617
Sans verre, l'éclairage est 1.		

On peut donc, à l'aide de ces verres, réaliser une série d'éclairages assez nombreux dont on étudiera l'influence sur la sensibilité.

L'expérience se fait en commençant par l'éclairage le plus fort. Je dirige les yeux pendant un temps suffisant sur un endroit donné du plancher de mon laboratoire, qui reçoit directement la lumière de la fenêtre, et je détermine rapidement à l'aide de mon photomètre muni de sa lampe, le minimum d'ouverture du diaphragme nécessaire pour donner lieu à une sensation lumineuse. Les chiffres obtenus dans

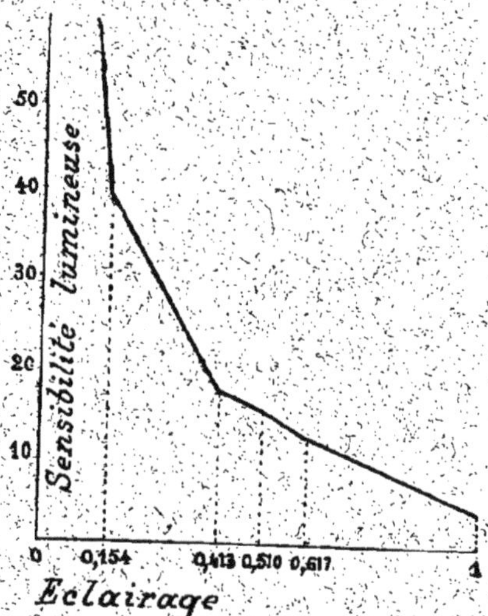

Fig. 9. — Variation de la sensibilité suivant l'éclairage auquel l'œil est adapté.

une même expérience sont comparables entre eux ; il n'en serait pas de même d'une expérience à l'autre.

Quant au temps qui est nécessaire pour une adaptation complète de l'œil à l'éclairage de la surface considérée, je l'ai déterminé préalablement par l'expérience. J'ai vu qu'en passant d'un verre à l'autre, il suffisait de 3 minutes pour obtenir une valeur sensiblement fixe du minimum perceptible ; mais un temps moins long ne serait pas admissible.

Je regardais le plancher pendant 5 minutes pour commencer, puis je déterminais le minimum perceptible ; je plaçais devant l'œil pendant 3 minutes au moins le verre n° 6, en regardant la même surface que précédemment, et je recommençais au bout de ce temps la détermination ; puis j'opérais ainsi successivement pour les verres n°s 5, 4, 3, 2 et 1 ; enfin, recouvrant complétement l'œil, je faisais une dernière détermination après une adaptation de 5 minutes à l'obscurité complète.

Voici comme exemple, les résultats de ma première expérience : j'indique successivement les ouvertures du diaphragme trouvées pour chacun des éclairages étudiés, puis les carrés de ces ouvertures, lesquels carrés sont proportionnels au minimum perceptible, et enfin les inverses de ces derniers nombres (multipliés par 1.000 pour éviter de trop faibles fractions), c'est à dire les valeurs *relatives* de la sensibilité lumineuse correspondant à chaque éclairage. Ces valeurs sont reproduites dans la courbe ci-contre (figure 9).

	Ouverture du diaphragme.	Carré.	Sensibilité lumineuse.
Eclairage direct..	15 m/m.	225	4,44
Verre n° 6.......	9	81	12,36
— 5.......	8	64	15,62
— 4.......	7,5	56	17,85
— 2.......	5	25	40
Obscurité.........	1	1	1,000

D'après l'ensemble de mes expériences on peut admettre que pour des éclairages faibles le minimum perceptible augmente à peu près proportionnellement à l'éclairage ambiant, mais l'augmentation devient de plus en plus prononcée quand l'éclairage a dépassé une certaine limite, et elle atteint assez rapidement une valeur extrême.

Si l'on considère au contraire les variations de la sensibilité lumineuse, on voit que pour un éclairage égal à zéro, c'est à dire pour un œil adapté à l'obscurité, sa valeur est extrêmement grande ; à mesure que l'éclairage ambiant augmente, la sensibilité lumineuse baisse, d'abord rapidement, puis de plus en plus lentement, mais toujours d'une façon continue, de telle sorte qu'à un éclairage ambiant donné correspond une valeur déterminée de la sensibilité lumineuse.

Quant à la relation précise de ces deux facteurs, on ne peut guère l'exprimer par une loi simple ; et ce n'est qu'approximativement et pour des éclairages assez peu éloignés l'un de l'autre que l'on peut admettre que la sensibilité lumineuse varie en raison in-verse de l'éclairage.

Les variations de la sensibilité lumineuse sont-elles cau-sées par celles de la pupille ? — Il reste maintenant à nous demander si cette variation de la sensibilité lumineuse est bien d'origine rétinienne, car on pour-rait supposer qu'elle tient simplement à ce que, le diamètre de la pupille diminuant quand l'éclairage augmente, l'intensité lumineuse des images réti-niennes devient en réalité plus faible relativement à ce qu'elle est pour un éclairage moindre et une pu-pille plus grande.

Mais d'abord les variations de la sensibilité sont beaucoup plus étendues que ne peuvent l'être celles de la surface pupillaire.

En second lieu, la pupille de l'œil qui est soumis à l'expérience ne varie pas lorsque cet œil est enfoncé dans la coquille oculaire du photoptomètre et de plus elle est aussi dilatée que possible, puisque aucune lu-mière n'intervient que celle qui produit la perception minima.

Enfin l'expérience peut être faite après interposi-tion au devant de l'œil d'un diaphragme plus petit que la plus faible ouverture possible de la pupille, et l'on trouve alors que les phénomènes décrits plus haut se reproduisent avec les mêmes caractères.

L'adaptation lumineuse de l'œil n'est donc pas un phénomène irien, elle a son siège dans l'appareil rétinien lui-même. Quant à son mécanisme, nous n'en parlerons pas ici, mais nous aurons lieu d'y revenir.

Quant à l'étendue des variations de la sensibilité lumineuse suivant l'éclairage, voici ce qu'on peut en dire : il n'y a aucune exagération à admettre que ces variations peuvent s'étendre beaucoup plus loin qu'entre 1 et 1.000. J'ai vu notamment dans un cas la sensibilité de l'œil adapté à l'obscurité devenir 2.500 fois plus grande que celle du même œil soumis à l'action de la lumière du ciel. C'est là, il est vrai, un cas qui ne se présente pas dans la vie ordinaire où nous subissons des changements d'éclairage beaucoup moins considérables.

Mais on voit par les données précédentes combien d'erreurs la négligence de cette notion peut introduire dans les expériences faites sur la sensibilité lumineuse.

Marche de l'adaptation rétinienne. — Une autre question se présente : comment se fait cette adaptation lumineuse de l'appareil rétinien ? Se produit-elle en peu de temps ou d'une façon continue ? En un mot quelle est la marche du phénomène ?

Aubert a déjà étudié ce problème, que ma méthode permet d'aborder d'une façon directe.

Il suffit de placer dans l'obscurité complète l'œil préalablement adapté à un éclairage donné, et de déterminer à intervalles successifs le minimum de lumière perçu par la rétine. Je me suis assuré expérimentalement que ces déterminations, qui n'excitent la rétine qu'à un degré insignifiant, ne troublent pas d'une manière appréciable la marche de l'adaptation.

Je vais donner comme précédemment en exemple la première de mes expériences.

18 juillet 1883. — Le temps est assez sombre ; il n'y a pas de soleil. Je suis adapté à l'éclairage moyen de mon cabinet, lequel est éclairé par une fenêtre donnant au sud-est (après-midi).

Je détermine le minimum perceptible de chaque œil adapté à la lumière ambiante, puis je recouvre les yeux à l'aide d'un tissu de drap noir très épais, et, de minute en minute, je détermine de nouveau le minimum perceptible pour l'œil gauche, l'autre étant maintenu dans l'obscurité.

L'objet présenté à l'œil est un carré de 1 centimètre de côté ; la distance de l'œil à l'objet est 20 centimètres. Pour éliminer l'influence des changements de grandeur de la pupille, l'œil regarde à travers un diaphragme percé d'un trou central de 2 millimètres de diamètre.

Au commencement de l'expérience, l'ouverture nécessaire du diaphragme graduateur est de 11 millimètres. Carré, 121.

Après 1 minute de séjour dans l'obscurité, l'ouverture du diaphragme correspondant au minimum perceptible est de 9 millimètres, dont le carré est 81. Et ainsi de suite.

Je résume dans le tableau suivant les résultats de l'expérience. La première colonne indique le temps depuis lequel l'œil séjourne dans l'obscurité ; la seconde colonne indique l'ouverture correspondante du diaphragme ; la troisième, le carré du chiffre précédent, c'est à dire les valeurs *relatives* du minimum perceptible, valeurs comparables, je l'ai déjà dit, seulement dans le cours d'une même expérience. (Voir la courbe ci-jointe, fig. 10).

	Ouverture.	Carré.
Après o minute.	11 m/m.	121
1 —	9	81
2 —	5,2	27
3 —	5,2	27
4 —	4,5	20
5 —	3	9
6 —	3	9
7 —	2,5	6
8 —	—	
9 —	2,1	4,4
10 —	—	
11 —	1,5	2,2

J'ai augmenté dans mes autres expériences la durée pendant laquelle les déterminations avaient lieu sur l'œil soumis à l'influence de l'obscurité. Cette durée a été portée jusqu'à 40 minutes dans certains cas.

Voici les conclusions de ces recherches :

Un premier fait, c'est que le minimum perceptible diminue progressivement à mesure que se prolonge le séjour dans l'obscurité, ou, ce qui revient au même, la sensibilité lumineuse augmente d'une façon continue. Cependant, après 20 minutes environ, la décroissance du minimum perceptible est ordinairement insignifiante ; c'est au moins ce qu'on peut admettre dans la pratique.

En outre, cette diminution du minimum perceptible se fait de moins en moins vite et sa vitesse

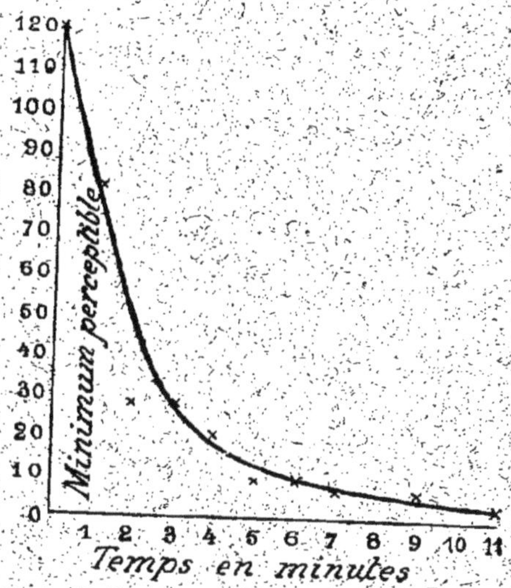

Fig. 10. — Variations du minimum perceptible avec le temps, lorsque l'œil, adapté au jour, est tenu dans l'obscurité.

paraît varier régulièrement. Elle s'effectue suivant une loi assez voisine de celle que suit le refroidissement des corps chauds, au moins autant que permettent d'en juger les incertitudes qui accompagnent forcément ces déterminations, lesquelles ne peuvent évidemment être ni multipliées, ni prolongées à l'excès.

Voici comment on peut exprimer la marche de l'adaptation lumineuse : la vitesse avec laquelle diminue le minimum perceptible dans l'obscurité est proportionnelle, à un instant donné, à la différence qui existe entre sa valeur actuelle et la valeur qu'il aura au moment de l'adaptation complète de la rétine. Ainsi : décroissance rapide au début, ou, ce qui est la même chose, augmentation rapide de la sensibilité lumineuse ; décroissance minime à la fin, ou variation à peu près nulle de la sensibilité lumineuse.

Maintenant, la durée de l'adaptation complète à l'obscurité est-elle toujours la même ? en d'autres termes, faut-il toujours le même temps de séjour dans l'obscurité pour atteindre la sensibilité maxima de la rétine, quel que soit l'éclairage d'où l'œil est sorti ? Evidemment non, car, plus grande sera la valeur initiale du minimum perceptible par rapport à sa valeur finale, et plus, d'après la loi précédente, il faudra de temps pour atteindre cette dernière, et inversement. Or, le minimum perceptible variant en même temps et dans le même sens que l'éclairage ambiant, il est clair qu'il faudra moins de temps, pour une adaptation complète, à un œil sortant d'un éclairage faible qu'à un œil habitué tout d'abord à un éclairage intense. C'est ce que montre du reste l'analyse de nos expériences.

Conséquences expérimentales. — Voici un exemple de l'importance des faits précédents :

J'ai dit plus haut que les diverses parties de la rétine étaient toutes également impressionnées par la lumière, sauf la fovea centralis, douée d'une sensibilité moindre. Ces faits ont été publiés en 1877 (1). Depuis lors, M. Butz, puis M. Delbœuf, annoncèrent que la sensibilité lumineuse était assez variable suivant le point de la rétine excité, et qu'elle atteignait son maximum sur une zone moyenne entre le centre et la périphérie.

Ces résultats différant de ceux que j'avais obtenus, je résolus de faire de nouvelles expériences pour juger la question, en me servant d'un photoptomètre plus précis et plus sensible que mon modèle primitif.

Les premiers résultats de ces nouvelles recherches semblèrent donner raison en partie aux auteurs précédents. En plaçant l'œil à l'oculaire de mon instrument et déterminant le minimum perceptible dans différentes directions du regard, je vis en effet que sa valeur variait sensiblement d'une direction à l'autre, et que la perception lumineuse semblait plus développée dans une zone moyenne en dedans et en dehors du point de fixation, et plus encore dans la partie inférieure du champ visuel.

Ces faits me semblèrent assez nets pour que je

(1) *De la vision avec les diverses parties de la rétine,* thèse, Paris, 1877, et *Archives de physiologie,* 1877.

fusse tenté de revenir sur ma première opinion et d'attribuer au défaut de sensibilité de mon premier instrument la divergence observée.

Cependant je continuai mes recherches, et je vis que les zones de sensibilité maxima pouvaient se déplacer d'une expérience à l'autre ; souvent même je n'arrivais à percevoir aucune différence dans la sensibilité des diverses parties rétiniennes explorées, le centre excepté.

A quoi pouvaient tenir de pareils écarts dans les résultats d'expériences faites en apparence dans les mêmes conditions ? A cette seule circonstance que, pour économiser du temps, j'avais négligé de faire séjourner ma rétine au degré nécessaire dans l'obscurité.

Une hémianopsie physiologique. — Ce qui me fit découvrir cette explication, c'est le fait suivant : un jour, en répétant successivement avec l'œil droit et avec l'œil gauche la détermination du minimum perceptible dans les diverses directions du regard, je fus très surpris de voir que dans la moitié interne du champ visuel de l'œil droit et dans la moitié externe du champ visuel de l'œil gauche (c'est à dire dans les deux moitiés gauches des deux champs visuels) la sensibilité lumineuse était sensiblement inférieure à ce qu'elle était dans les autres moitiés. Réfléchissant à ce singulier commencement d'hémianopsie latérale, je finis par découvrir le mécanisme de sa production. Avant l'expérience, je m'étais assis à une table située au devant de la seule fenêtre de mon cabinet, et j'y avais travaillé quelque temps ; or, ma position à cette table était telle que je regardais dans la direction du bord droit de ma fenêtre : toute la moitié gauche de mon champ visuel recevait donc la lumière de celle-ci, la moitié droite étant au contraire placée devant le mur mal éclairé et à tenture sombre. Or, on sait que la sensibilité lumineuse varie en sens inverse de l'excitation moyenne que subit la rétine, et que, de plus, cette sensibilité lumineuse, une fois émoussée par la lumière, ne se relève que progressivement et après un temps plus ou moins long suivant le degré de l'excitation subie. J'avais bien, il est vrai, couvert mes yeux quelques minutes avant l'expérience, mais ce temps avait été insuffisant pour permettre à la sensibilité lumineuse, dans les moitiés gauches du champ visuel, éclairées par la fenêtre, de redevenir normale.

Et, en effet, il me suffit de maintenir mes yeux pendant une vingtaine de minutes dans l'obscurité complète, pour faire disparaître mon hémianopsie et rendre toutes les parties du champ visuel (sauf le centre) également excitables.

Depuis ce fait si instructif, et que j'ai pu répéter plusieurs fois dans les mêmes conditions, j'ai fait un certain nombre de déterminations nouvelles de la sensibilité lumineuse, en m'astreignant chaque fois à un repos de l'œil pendant au moins 20 minutes dans l'obscurité, comme je l'avais fait dans mes expériences de 1877. Or, constamment j'ai observé que les parties excentriques de la rétine interrogées présentaient la même sensibilité. Mes conclusions primitives restent donc intactes.

Sensibilité différente des diverses parties de la rétine dans la vie ordinaire. — Maintenant, comment expliquer les inégalités observées précédemment ?

Si l'on explore la rétine avant qu'elle ait recouvré par un repos prolongé sa sensibilité amoindrie par la lumière ambiante, ses diverses parties présenteront une sensibilité bien différente, suivant que l'excitation lumineuse moyenne aura été sur chacune d'elles plus ou moins intense.

Quand nous nous occupons au grand jour et en plein air, quelle est ordinairement la partie du champ visuel la plus excitée ? C'est, le plus souvent, la partie supérieure, qui reçoit la lumière du ciel. C'est la moitié correspondante de la rétine qui sera la moins sensible, tandis que l'autre moitié, correspondant au sol, sera relativement reposée et plus excitable.

Voici une expérience bien simple qui appuie cette remarque : nous sommes au grand jour devant un ciel bien clair ; nous fixons le regard vers l'horizon, nous ne sommes pas éblouis par les rayons lumineux d'en haut, qui ont déjà émoussé la partie inférieure de la rétine par leur action prolongée ; mais élevons maintenant le regard au zénith, le ciel occupera la partie inférieure du champ visuel et excitera la moitié supérieure de la rétine, plus impressionnable parce qu'elle n'aura été excitée auparavant que par le sol plus ou moins sombre (à moins de cas spéciaux) ; aussi l'œil sera-t-il ébloui plus ou moins fortement, en tout cas beaucoup plus que tout à l'heure.

Un oiseau qui s'envole devant nous se détache de moins en moins sur le ciel ; mais, au moment où il cesse d'être perçu dans la moitié supérieure du champ visuel, il sera encore vu si nous élevons le regard au-dessus de sa direction, c'est à dire si nous l'observons indirectement dans la moitié inférieure du champ visuel. La moitié correspondante de la rétine (la supérieure) est en effet plus ou moins reposée relativement à l'autre moitié exposée au ciel, et sa sensibilité est plus grande. Ce fait m'a été signalé par P. Bert ; il se vérifie facilement.

Quand nous sommes dans notre cabinet ou notre laboratoire, nous nous plaçons le plus souvent au devant d'une fenêtre, qui éclaire les parties centrales de notre champ visuel ; les parties plus excentriques, moins excitées, sont donc pour quelque temps moins impressionnables, et c'est en effet ce qui a été observé maintes fois.

Inutile de multiplier les exemples ; tous les faits relatifs à la sensibilité lumineuse des diverses parties de la rétine peuvent se résumer ainsi : absolument parlant, et après un séjour suffisant dans l'obscurité, toutes les parties de la rétine, sauf le centre, sont également sensibles ; dans la pratique, nous exerçons, nous excitons inégalement ces diverses parties, et ce sont les plus excitées, celles qui ont reçu le plus de lumière, qui sont le moins sensibles.

CHAPITRE VI

INFLUENCE D'UN ŒIL SUR L'AUTRE, ET D'UNE PARTIE
DE LA RÉTINE SUR LES PARTIES VOISINES

La sensibilité d'une rétine est-elle modifiée par l'action de
la lumière sur l'autre ? — Illumination apparente de
l'œil non excité. — Cette illumination est d'origine
psychique ou profonde. — Influence du repos ou de
l'excitation d'un œil sur l'adaptation rétinienne de l'autre. — Influence de l'excitation d'une partie rétinienne
sur la sensibilité des parties voisines. — Induction
lumineuse, ou propagation latérale de l'impression.

*La sensibilité d'une rétine est-elle modifiée par l'ac-
tion de la lumière sur l'autre ?* — Etant connue l'influence qu'exerce la lumière sur la sensibilité de
la rétine, il y avait lieu de se demander si cette influence peut se transmettre d'un œil à l'autre, et s'il
est indifférent, pour déterminer la sensibilité d'un
œil, d'avoir l'autre exposé à l'éclairage ambiant ou
maintenu dans l'obscurité.

Il n'est pas impossible *a priori* de concevoir que
l'éclairement d'une rétine puisse fatiguer l'autre,
puisqu'elles ont des connexions nerveuses mutuelles
fort importantes, qu'elles sont certainement reliées
à un centre percepteur commun, et que les impres-

sions lumineuses, doubles à l'origine, se fusionnent dans le sensorium, de manière à ne produire qu'une perception commune.

Mais cette réaction d'un œil sur l'autre, admise par quelques auteurs, existe-t-elle en réalité ? Voilà ce que j'ai voulu rechercher (1).

Un premier mode d'expérience consiste à déterminer comparativement la sensibilité lumineuse de l'œil gauche, par exemple, d'une part après avoir maintenu les deux yeux dans l'obscurité pendant le temps nécessaire, d'autre part l'œil gauche seul ayant été soustrait à la lumière et l'œil droit exposé au grand jour, ou inversement.

On n'observe pas de différence dans la valeur du minimum perceptible, la sensibilité lumineuse n'a donc pas varié.

L'expérience peut être faite d'une autre façon : l'un des yeux, muni d'un diaphragme à trou central de 2 à 3 millimètres, est appliqué à l'oculaire du photoptomètre, et l'on détermine à plusieurs reprises le minimum perceptible, l'autre œil étant alternativement recouvert d'un bandeau noir, et ouvert en présence d'une surface éclairée. Or la quantité de lumière trouvée est la même dans ces deux conditions. (Il ne paraît pas y avoir plus de différence en ce qui concerne le minimum nécessaire pour recon-

(1) Voyez : *Société des sciences de Nancy*, 15 mai 1885 ; *Société de biologie*, 6 juin et 18 juillet 1885.

naître les couleurs, dont nous parlerons plus tard).

La façon d'opérer la plus démonstrative est la suivante : les deux yeux sont maintenus dans l'obscurité pendant au moins 20 minutes ; on détermine la sensibilité lumineuse, qui est la même pour l'un et pour l'autre ; on recouvre alors l'un d'eux et on ouvre l'autre, avec lequel on regarde pendant 2 à 5 minutes un ciel bien éclairé. L'expérience est fatigante, et la sensibilité s'émousse rapidement du côté illuminé, qui semble bientôt recouvert d'un nuage gris. Dans un cas où le séjour dans l'obscurité avait été d'une heure, la sensibilité de l'œil ouvert ensuite était devenue plus de 600 fois moindre qu'auparavant. Or, l'œil fermé ayant été replacé à l'oculaire de l'instrument, l'objet d'épreuve fut perçu pour le même éclairement minimum qu'avant l'exposition de l'autre œil au grand jour.

L'excitation et même la fatigue d'une rétine ne retentissent donc pas sur l'autre.

Illumination apparente de l'œil non excité. — Mais il se produit dans l'expérience précédente un phénomène bien curieux. Dans l'obscurité, le champ visuel devient complètement sombre ; or, lorsqu'on ouvre devant le ciel l'un des deux yeux au sortir de l'obscurité, toute l'étendue du champ visuel de l'autre œil maintenu couvert d'un bandeau se remplit d'une clarté assez intense ; seulement cette clarté n'est ni uniforme ni constante, c'est un chaos, une poussière lumineuse, un fourmillement de points clairs circulant de toutes parts et dans tous les sens.

De plus, l'objet qu'on présente à cet œil pour déterminer sa sensibilité lumineuse, bien que nécessitant pour être perçu juste la même quantité de lumière qu'avant l'ouverture de l'autre œil, paraît beaucoup plus clair au moment où il commence à être vu.

Cette illumination est d'origine psychique ou profonde. — Que faut-il conclure de tout cela ? C'est que l'éclairement d'un œil par une lumière suffisamment vive produit une excitation spéciale du centre *psychique* commun aux deux yeux, ou, en d'autres termes, ajoute une certaine clarté toute subjective à la clarté réelle que possèdent les objets extérieurs et qui est perçue d'une façon indépendante ; quant à la partie purement *sensorielle* (et double) de l'appareil visuel, elle ne se trouve modifiée que du côté excité, et le fonctionnement de l'autre côté n'est nullement troublé par l'excitation ou la fatigue de l'œil ouvert.

Signalons en passant un phénomène singulier : Lorsqu'on a développé dans un œil, par l'excitation de l'autre, le fourmillement lumineux dont j'ai parlé, on obtient ensuite, en fermant l'œil ouvert, une autre apparence spéciale : des taches sombres, étoilées et à rayons anastomosés, recouvrent d'une trame assez lâche l'étendue du champ visuel ; puis les fils de cette trame s'épaississent, les parties claires du fond diminuent d'étendue, et l'obscurité finit par envahir de nouveau le champ tout entier.

Influence du repos ou de l'excitation d'un œil sur l'adaptation rétinienne de l'autre. — Après avoir vu que l'excitation d'un œil par la lumière n'avait pas d'influence sur l'excitabilité de l'autre œil maintenu dans l'obscurité, je me suis demandé si l'adaptation de l'un des yeux à l'éclairage ambiant se produisait de la même façon, que l'autre œil fût ouvert ou soustrait à l'action de la lumière.

Voici comment se fait l'expérience :

L'œil droit, par exemple, est placé au-devant d'une surface moyennement et uniformément éclairée, et la regarde pendant quelques minutes de façon à s'adapter exactement à cet éclairage. Pendant ce temps, l'œil gauche a été, soit excité par une surface lumineuse quelconque assez intense, soit maintenu dans l'obscurité par l'application d'un bandeau complètement opaque.

On peut, dans ces deux conditions successives, déterminer le minimum de lumière perçu par l'œil droit, qui a été soumis dans les deux cas à la même adaptation lumineuse.

Or, le minimum perceptible est plus élevé (ou la sensibilité lumineuse est plus faible) quand l'autre œil a été fermé que lorsqu'il a été excité par la lumière.

Il semble donc, au premier abord, que l'excitation

d'une rétine par la lumière facilite la perception de l'autre.

En réalité il n'en est rien, et voici ce qui se passe : on sait que la réaction de la pupille sous l'influence de la lumière est bilatérale, c'est à dire qu'elle s'opère à la fois sur les deux yeux. Or, quand l'œil gauche est fermé, la pupille de l'œil droit est plus grande, toutes choses égales d'ailleurs, que lorsque l'œil gauche est ouvert et excité par la lumière. La rétine droite reçoit donc d'un même objet un faisceau lumineux plus large, et par suite, son éclairement est plus considérable. Le minimum perceptible augmentant avec l'éclairement habituel de la rétine, il est tout naturel que l'œil droit ait un minimum perceptible plus fort quand l'autre œil est fermé que lorsqu'il est ouvert.

Ce qui prouve la vérité de cette explication, c'est l'expérience suivante :

Répète-t-on la détermination de la sensibilité lumineuse de l'œil droit en ayant soin de placer au devant de lui un diaphragme percé d'un trou de 1 à 2 millimètres de diamètre, c'est à dire plus petit que la plus faible ouverture atteinte par la pupille droite dans l'expérience, on n'observe plus de différence de sensibilité, que l'œil gauche ait été ouvert ou fermé.

L'excitation ou le repos d'une rétine n'ont donc pas d'influence directe sur l'excitabilité de l'autre

rétine ; mais l'excitation d'un œil peut, en rétrécissant la pupille de l'autre, diminuer l'éclairage de la
rétine de cet autre œil et augmenter ainsi *indirectement*, par l'adaptation, la sensibilité lumineuse de
cette dernière.

*Influence de l'excitation d'une partie rétinienne sur la
sensibilité des parties voisines.* — Quant à l'influence
que l'excitation d'une partie de la rétine peut exercer
sur la sensibilité des autres parties, c'est une question dont nous devons dire aussi quelques mots.

Si l'on produit dans un champ visuel obscur une
excitation lumineuse plus ou moins circonscrite, les
parties de la rétine non directement excitées subissent-elles un changement dans leur excitabilité ?

La réponse à cette question varie suivant que
l'on fait agir plus ou moins longtemps la lumière
directe.

Il est facile d'étudier l'excitabilité des parties rétiniennes voisines en déterminant par la méthode connue quel minimum de lumière objective elles peuvent percevoir. On conçoit l'expérience sans qu'il
soit nécessaire d'entrer dans les détails.

Or, premier fait : regardons une surface lumineuse
sur fond obscur et déterminons immédiatement, à
l'aide du photoptomètre, le minimum perceptible sur
une partie de ce fond obscur ; comparons sa valeur
à celle du minimum perceptible de la même partie en
l'absence de la surface lumineuse primitive. On trou

vera que les deux valeurs sont sensiblement les mêmes.

Et cependant, dans la plupart des cas, le fond du champ visuel paraîtra clair, en présence de la surface lumineuse regardée par l'œil, et même lorsque cette surface sera colorée, l'espace voisin paraîtra revêtu de la teinte complémentaire. Il s'agit ici du contraste simultané, sur lequel nous reviendrons plus tard dans le chapitre 12.

Donc, premier résultat : la sensibilité lumineuse de la rétine n'est pas modifiée au début par une excitation objective portant sur une autre partie. Comme conséquence, la lumière qui se produit très souvent dans le champ visuel non excité siège, non dans la partie sensorielle de l'œil, mais plutôt dans sa partie cérébrale ou mieux psychique.

Induction lumineuse ou propagation latérale de l'impression. — Il n'en est plus ainsi lorsque la lumière objective a été fixée pendant un certain temps. Alors, dans la partie rétinienne directement excitée se produisent les phénomènes de fatigue et d'obscurcissement bien connus, tandis que les parties voisines s'éclairent d'une façon très nette et assez intense.

Il s'agit ici d'une véritable propagation de la sensation aux éléments nerveux voisins, car le minimum perceptible, sur les parties non directement excitées, devient alors non seulement plus élevé qu'en l'absence d'une excitation voisine, mais encore plus élevé que le minimum perceptible des parties excitées et par conséquent fatiguées.

Si on supprime la lumière objective, sa place alors paraît sombre tandis que les alentours deviennent éclairés. Et lorsqu'on promène sur différents points de ces deux régions un petit objet faiblement lumineux, il paraît encore plus clair à l'endroit qui a subi l'excitation que dans le fond du champ visuel.

La sensation lumineuse, ou plutôt le processus qui la produit, abandonne donc, au bout d'un certain temps d'action de la lumière, la place qu'elle occupait, pour se propager aux éléments voisins; elle y siège avec tous ses caractères, y compris sa couleur (en effet, la teinte du champ non excité n'est plus, comme au début, complémentaire de celle de la partie excitée, mais identique à cette dernière).

L'objet lumineux étant enlevé, il peut se produire de nouveaux phénomènes de contraste et de propagation entre les deux zones, mais ces phénomènes, après quelques oscillations, s'affaiblissent et disparaissent lorsqu'on n'a pas fait intervenir de nouvelles excitations rétiniennes.

En somme, on voit qu'une excitation lumineuse momentanée ne modifie pas la sensibilité des parties rétiniennes voisines : mais si l'excitation dure un temps suffisant, plusieurs dizaines de secondes au moins, la rétine avoisinante devient beaucoup moins excitable, en même temps que le processus nerveux visuel né à l'endroit d'abord éclairé, se propage dans son sein.

Ces expériences ont été faites à l'aide du photoptomètre différentiel décrit plus loin, chapitre 13. Elles nécessitent des précautions spéciales sur lesquelles je ne puis insister ici.

CHAPITRE VII

LA PERCEPTION DES COULEURS PAR LES DIVERSES
PARTIES DE LA RÉTINE

Les couleurs au point de vue physiologique. — Moyens
de produire les couleurs. — Perception des couleurs par
les diverses parties de la rétine. — Différences individuelles. — Les couleurs à la périphérie du champ
visuel. — La périphérie de la rétine est-elle daltonienne ?
— Loi de la diminution de la sensibilité chromatique
du centre à la périphérie. — Lacune centrale de la
perception des couleurs. — Résumé.

Les couleurs au point de vue physiologique. — Occu-
pons-nous maintenant de la perception des couleurs.

Nous avons vu précédemment que lorsque les diverses radiations du spectre se présentaient à l'œil
isolément, elles produisaient chacune une impression
particulière et caractéristique à laquelle on donnait le
nom de couleur. Nous avons vu en outre que lorsque
plusieurs radiations se présentaient à l'œil en même
temps, il se faisait un mélange spécial des impressions
correspondantes, grâce auquel l'œil percevait une
couleur unique semblable à une couleur spectrale
donnée, mais plus blanchâtre. Et même pour certaines positions des radiations entrant dans le mélange,

toute sensation de couleur disparaît et l'œil ne perçoit plus que du blanc.

Au point de vue physique il y a lieu, cela se comprend, de distinguer des couleurs simples et des couleurs composées ; les premières correspondront à une seule zone spectrale aussi étroite que possible ; les autres à un certain nombre de zones spectrales étroites agissant simultanément sur la rétine.

Mais au point de vue physiologique, toute couleur, comme on le verra, est plus ou moins composée, et comprend toujours deux termes, abstraction faite de son intensité : il y a d'abord le ton ou la nuance de la couleur, et ensuite sa saturation. Le ton ou la nuance correspond à la position que l'on peut attribuer dans le spectre à la couleur donnée ; c'est la qualité essentielle et distinctive de celle-ci, ce qui la classe comme couleur. Quant à la saturation, on pourrait la définir comme étant le degré de pureté de la couleur ; plus une couleur est mélangée de blanc, moins elle est dite saturée. En réalité il n'y a pas de couleur objective qui ne soit plus ou moins mélangée de blanc, seulement les couleurs spectrales sont celles qui en contiennent le moins, ce sont donc les plus saturées. Cela se verra plus clairement dans la suite de cette étude.

Moyens de produire les couleurs. — Il y a plusieurs moyens de produire les couleurs :

1° Le premier, c'est l'emploi du prisme. En décomposant à l'aide d'un ou plusieurs prismes la lumière du soleil ou celle d'une source éclairante suffisamment intense et en isolant dans le spectre, suivant la méthode de Helmholtz, les régions sur lesquelles on veut opérer, on a des couleurs bien définies physiquement et aussi saturées qu'on le désire. Plus la zone spectrale présentée à l'œil sera étroite et plus la couleur sera simple, ou, comme on dit, monochromatique. En réalité, cette condition d'étroitesse des zones spectrales n'est pas absolument rigoureuse, car l'œil ne montre pas une délicatesse bien grande dans la distinction des nuances très voisines.

2° Les couleurs les plus simples possibles, et qui peuvent être appelées à juste titre monochromatiques, sont produites par la volatilisation de certains sels métalliques dans le brûleur de Bunsen. Seulement, on ne peut disposer que d'un nombre très restreint de ces couleurs.

Ainsi la combustion des sels de sodium donne une lumière jaune correspondant dans le spectre à une zone très mince dont la longueur d'onde moyenne est de 589 $\mu\mu$.

Les sels de thallium donnent une lumière verte de longueur d'onde $= 535 \mu\mu$.

On peut encore employer le lithium, qui donne un très beau rouge ($\lambda = 670,6$), bien que son spectre contienne en outre une raie jaune peu intense ($\lambda = 610$); de même pour l'indium, dont la belle bande bleue ($\lambda = 451$) est accompagnée d'une raie violette faible ($\lambda = 410$).

Les autres métaux donnent tous des couleurs composées, comme on peut le reconnaître à l'aide du spectroscope, qui décèle dans la lumière qu'ils produisent dans le brûleur de Bunsen la présence de plusieurs zones ou raies spectrales de réfrangibilité ou de longueur d'onde différentes. Il n'y a donc aucun avantage à les employer.

Les quatre métaux monochromatiques seraient précieux au point de vue des expériences sur la perception des couleurs si leur lumière n'était extrêmement difficile à maintenir constante pendant un temps suffisamment long.

3° Viennent ensuite les couleurs produites par interférence, comme les couleurs des lames minces, des bulles de savon, celles des lamelles biréfringentes dans la lumière polarisée, celles de la polarisation rotatoire. Les chromatomètres de Rose et de Chibret utilisent ce mode de production.

Ces couleurs sont toutes composées. Elles naissent par suite de ce fait que, dans un faisceau de lumière blanche traversant un de ces systèmes à interférence, une couleur spectrale (ou mieux une région spectrale) est éteinte, et les rayons qui restent, en arrivant ensemble sur la rétine, donnent naissance à un mélange de blanc et de la couleur complémentaire de celle qui a disparu. La proportion de blanc est plus ou moins grande suivant les cas.

En faisant avec le spectroscope l'analyse de ces couleurs, on trouve un spectre complet, sauf une bande noire indiquant la couleur détruite par interférence.

4° Certains papiers, certains tissus, sont vus colorés lorsqu'ils reçoivent sur leur surface la lumière solaire ou une autre lumière blanchâtre, qu'ils réfléchissent par diffusion après l'avoir plus ou moins modifiée. On appelle ces couleurs des couleurs pigmentaires. Les couleurs des peintres rentrent dans cette catégorie.

Elles sont toujours composées, et leur mode de production est analogue à celui des précédentes, mais un peu plus complexe. En effet, les substances qui les produisent reçoivent tous les rayons du spectre, mais exercent une action élective sur certains d'entre eux. Généralement aucun rayon spectral n'est absolument absorbé par elles, et ne disparaît en entier dans la lumière réfléchie, mais certaines couleurs sont plus absorbées que les autres, et par conséquent la proportion quantitative des différents rayons composant la lumière blanche est altérée, et les couleurs les moins absorbées ont la prépondérance dans le mélange.

On sait en effet que la lumière blanche peut se décomposer en un certain nombre de couples de couleurs complémentaires. Prenons un de ces couples en particulier, par exemple le couple orangé-bleu. Le mélange d'orangé et de bleu en proportions convenables produit du blanc. Si la proportion du bleu augmente ou si celle de l'orangé diminue, le mélange sera toujours plus ou moins blanchâtre, mais prendra une teinte bleue. Il prendrait au contraire une teinte orangée si la proportion de cette couleur augmentait ou si la proportion de bleu diminuait.

Or, supposons un papier qui absorbe à peu près en même quantité les différents rayons du spectre, sauf les bleus dont il absorbera une plus grande partie. Tous les couples de couleurs complémentaires réfléchis par le papier continueront à former du blanc, sauf le couple bleu-orangé dans lequel l'orangé prédominera. Le mélange de tous ces rayons donnera donc un orangé blanchâtre.

Examinée au spectroscope, la lumière renvoyée par le papier en question montrera donc tous les rayons du spectre, mais, comparés à ceux d'un spectre normal, ces rayons paraîtront relativement affaiblis dans la région bleue.

Du reste l'absorption exercée par les pigments colorés peut être plus ou moins complexe et irrégulière, mais toujours leur couleur est composée et on y rencontre à peu près tous les rayons spectraux, seulement dans des proportions différentes de celles de la lumière blanche.

5° On peut enfin obtenir des couleurs par l'intermédiaire de substances transparentes ou translucides qu'on interpose sur le trajet de la lumière blanche : ces substances sont le plus souvent des verres auxquels on a incorporé intimement, au moment de leur fusion, des matières colorantes.

Les verres de couleur laissent passer à travers leur substance certains rayons du spectre et absorbent les autres. Cette absorption est beaucoup plus forte que celle qu'exercent les pigments ; la nature des rayons absorbés dépend de la composition du verre, l'intensité de l'absorption croît avec l'épaisseur de celui-ci, mais beaucoup plus vite qu'elle.

L'étendue des rayons absorbés varie ; quelquefois elle est limitée à une bande plus ou moins étroite ; assez souvent il y a dans le spectre plusieurs de ces bandes d'absorption ; dans la plupart des cas, pourvu que l'épaisseur du verre soit suffisante, la zone des rayons absorbés est très étendue et celle des rayons transmis beaucoup plus restreinte.

La lumière transmise par les verres colorés n'est jamais absolument simple. Mais il est possible de trouver des verres qui laissent passer une seule zone spectrale continue et limitée à des rayons de nuance analogue. Tel verre, par exemple, donnera exclusivement des rayons rouges ou orangés, tel autre des rayons verts ; ces rayons pourront occuper dans le spectre une étendue plus ou moins grande : s'ils ne sont pas mélangés de rayons de nuance différente, on

pourra admettre qu'ils sont sensiblement monochromatiques ; et comme les verres qui les transmettent
sont d'un emploi bien plus facile et plus varié que
l'appareil spectral, on peut dans la plupart des cas
s'en servir pour l'étude de la perception des couleurs.

Seulement le nombre des couleurs que l'on peut
ainsi réaliser est assez restreint. On peut trouver facilement des verres monochromatiques rouges ou
orangés ; pour le vert on rencontrera aussi, quoique
plus difficilement, des plaques convenables ; on
pourra en tout cas superposer deux et même trois
verres verts et limiter ainsi la transmission aux
rayons voulus ; il y a de même des verres bleus à
peu près monochromatiques, c'est à dire ne laissant
passer que la région bleue du spectre ; si l'on ne
peut s'en procurer, on trouvera assez facilement deux
espèces de verres bleus moins purs, mais dont la superposition donnera une lumière bleue très pure ;
l'une de ces espèces laisse passer outre le bleu la région verte du spectre, mais non la moitié la moins
réfrangible, jaune et rouge, tandis que la seconde
sorte absorbe le vert et laisse passer du rouge ; en
les superposant, tout le spectre disparaît sauf la région bleue.

Il n'y a pas ou du moins je ne connais pas de
verre jaune pur ; les verres à teinte jaune très franche
transmettent tous les rayons du spectre ; si on en

superpose deux ou trois, la couleur tourne au rouge. J'ai pu cependant me procurer un jaune assez pur en superposant un certain verre jaune-verdâtre à une cuve remplie de teinture de curcuma diluée avec de l'alcool.

Quant aux verres violets, ils sont toujours ou très impurs, ou très sombres.

Tels sont les moyens divers employés pour obtenir des couleurs. Ces moyens ont une valeur variable suivant le but qu'on se propose, mais les expériences les plus rigoureuses seront faites avec des rayons spectraux convenablement isolés, ou, à leur défaut, avec des verres colorés remplissant les conditions de pureté voulue.

Perception des couleurs par les diverses parties de la rétine. — La première question qui m'a occupé est la comparaison des diverses parties de la rétine sous le rapport de leur sensibilité chromatique. Il y avait à se demander si la perception des couleurs se faisait avec la même délicatesse sur toute l'étendue de cette membrane, comme cela se passait pour la perception de la lumière blanche.

Or l'examen le plus superficiel montre qu'il n'en est rien, et que le centre de la rétine distingue mieux les couleurs que les parties périphériques.

Si, par exemple, on prend des carrés de papiers colorés de 1 à 2 centimètres de côté et qu'on les présente isolément à l'œil en plaçant cet organe au centre du périmètre et faisant avancer les papiers de la périphérie vers le pôle de l'arc, on constate un premier fait, c'est que les limites dans lesquelles chaque couleur peut être reconnue sont plus restreintes que celles du champ visuel ordinaire, c'est à dire que celles de la perception d'un objet blanc.

Le champ visuel des couleurs est donc plus petit que le champ visuel général.

Nous verrons quelles restrictions il faut mettre à cette proposition ; contentons-nous de savoir qu'elle est acceptable dans les conditions précédentes, c'est à dire en présentant à l'œil des papiers colorés de dimensions assez faibles et à l'éclairage moyen du jour.

Seulement, dès qu'il s'agit de fixer les limites périmétriques de chaque couleur, on trouve des chiffres fort différents suivant les différents expérimentateurs.

Cela tient d'une part à ce que ces limites dépendent et de la surface de cette couleur et de sa clarté, et d'autre part, surtout, à ce que les couleurs employées sont impures et nullement comparables d'un auteur à l'autre.

Aussi est-il superflu de donner ici les chiffres assignés par un grand nombre d'auteurs aux limites du champ visuel des couleurs et me contenterai-je d'indiquer les résultats qu'a obtenus M. Landolt sur son œil droit.

Voici jusqu'à quelle limite extrême, dans chaque méridien, et à l'éclairage du jour, cet auteur reconnaît nettement la couleur de papiers colorés de 2 centimètres de côté :

	Violet.	Vert bleuâtre.	Vert jaunâtre.	Rouge.	Orangé.	Jaune clair.	Bleu.
Méridien interne..................	35	38	45	55	60	67	70
— interne et inférieur...	35	37	44	55	55	62	68
— inférieur...............	33	43	49	58	59	62	69
— inférieur et externe...	35	55	60	66	68	70	78
— externe................	45	52	60	65	70	78	78
— externe et supérieur...	35	40	50	64	68	73	73
— supérieur...............	34	39	44	53	58	59	59
— supérieur et interne...	35	39	44	56	54	67	67

Ainsi pour M. Landolt, comme pour tous les expérimentateurs, c'est le bleu qui est reconnu le plus loin dans tous les sens. Pour la plupart, le vert est reconnu moins loin que le rouge. Le violet a généralement le champ visuel le plus rétréci.

Quant à la place du jaune, de l'orangé et d'autres couleurs plus ou moins franches, elle varie suivant leur clarté qui peut être très différente suivant les échantillons.

Du reste, ces limites sont assez difficiles à déterminer et peuvent varier d'un jour à l'autre jusqu'à un certain point.

Différences individuelles. — Il existe de plus des différences individuelles très marquées.

« Ainsi, disais-je en 1877 (1), j'ai déterminé plusieurs fois pour mes yeux les limites des sensations de couleurs, je l'ai fait à l'aide du périmètre de Landolt et avec les mêmes papiers colorés que ce dernier, j'ai répété la même expérience de la même manière sur plusieurs personnes différentes, et, bien que le plus souvent le même ordre de succession se soit montré, il n'est pas moins vrai que les champs visuels de chaque couleur ont été très différents d'étendue suivant les personnes observées. Par exemple, j'ai sous les yeux quatre de ces champs visuels; dans celui de mon œil gauche, les limites du bleu sont partout de 15 à 20 degrés plus restreintes que celles du Dᴿ Landolt; un autre champ visuel du bleu, déterminé sur un étudiant de mes amis, présente des limites intermédiaires aux deux précédents. En revanche, les limites du vert sont chez lui beaucoup moins étendues que pour moi, et encore bien plus restreintes par rapport à l'œil du Dᴿ Landolt. D'un autre côté, sur un autre de ces champs visuels, le vert est distingué plus loin que le rouge.

» Mais ce n'est pas tout : l'exercice a sur la distinction des couleurs, soit centrale, soit périphérique, une influence puissante : ainsi j'ai pu constater sur moi-même que mes derniers champs visuels sont plus étendus que les premiers, et je reconnais beaucoup

(1) Thèse de doctorat.

mieux les couleurs que dès le début de mes expériences... »

Les couleurs à la périphérie du champ visuel. — Les limites des champs visuels de chaque couleur sont dans tous les yeux normaux à peu près concentriques à celles du champ visuel général. Dans un assez grand nombre de maladies, surtout cérébrales, ces limites sont restreintes ou déformées, l'ordre de perception des couleurs à la périphérie de la rétine peut même être modifié de façons diverses.

Quand on répète ces expériences qui consistent à approcher de la périphérie vers le centre des couleurs pigmentaires, on constate qu'elles font une impression très différente suivant la partie de la rétine où elles se peignent. Elles sont toutes perçues comme objets blanchâtres avant d'être reconnues comme couleurs ; puis elles font l'impression d'une couleur qu'il est impossible de définir ; bientôt après, on les reconnaît plus ou moins bien, mais on ne leur attribue pas le degré de saturation ni le ton vrai qu'elles acquièrent en se rapprochant du centre.

Ainsi, le bleu paraît d'abord gris, puis gris bleuâtre, puis bleuâtre, et enfin bleu.

Le vert jaunâtre paraît gris, puis gris jaunâtre avant d'être reconnu avec son ton vrai.

Le jaune paraît gris, puis blanc jaunâtre.

Le rouge semble gris, puis gris jaunâtre, puis rouge jaunâtre ou brun, et enfin rouge.

On constate pour des couleurs spectrales de moyenne intensité la même dégradation successive de teintes dans la périphérie rétinienne. C'est aussi le bleu spectral qui est reconnu le plus loin, puis le rouge, le vert, et en dernier lieu le violet.

La périphérie de la rétine est-elle daltonienne ? — Cette « perversion » des couleurs n'est pour aucune mieux marquée que pour le rouge, et cette observation, rapprochée de la faible étendue du champ visuel de cette couleur, avait fait soutenir par Schelske l'opinion qu'il existait à la périphérie de la rétine une zone daltonienne, c'est à dire ne percevant pas le rouge : il l'avait limitée en dehors à 68°, en dedans à 53°, en haut à 38°, en bas à 37°.

Woinow et ses élèves développèrent depuis cette hypothèse de l'existence de plusieurs zones rétiniennes différentes percevant différemment les couleurs.

Aubert professait au contraire que les couleurs, dans les mêmes conditions d'intensité et d'étendue que le blanc, devaient être perçues aussi périphériquement que ce dernier.

Landolt prouva expérimentalement la vérité de cette assertion, et parvint à distinguer jusqu'aux limites les plus éloignées du champ visuel toutes les couleurs spectrales, pourvu qu'elles eussent une intensité suffisante.

J'ai répété ces expériences avec M. Bernardy en

me servant des couleurs produites par l'interposition de verres convenables (rouge, jaune, vert, bleu) devant une petite lampe électrique à arc, donnant un point lumineux très intense mais de très petite étendue. Voici les conclusions de mes recherches :

1° Il est bien certain que les parties périphériques de la rétine ne sont pas achromatopes : elles sont capables de percevoir toutes les couleurs franches.

2° Les couleurs, pour être perçues par la périphérie de la rétine, doivent être très intenses.

3° La condition d'intensité est la seule nécessaire, et il n'est pas besoin, comme le demandait Aubert, d'opérer avec des surfaces colorées très étendues.

4° La rétine, si elle n'est pas achromatope à la périphérie, pourrait être dyschromatope ; elle l'est en ce sens qu'elle perçoit beaucoup moins bien les couleurs que le centre ; mais elle pourrait l'être dans un autre sens, si elle percevait plus facilement certaines couleurs que d'autres, comparativement au centre ou à une partie moins excentrique. Nos expériences ne permettent pas de supposer qu'il en soit ainsi.

Des observations précédentes il reste donc seulement ceci, que la rétine est de moins en moins sensible pour les couleurs à mesure qu'on les éloigne vers la périphérie du champ visuel.

Loi de la diminution de la sensibilité chromatique du centre à la périphérie. — Dans quelles proportions varie cette sensibilité ? C'est ce que j'ai recherché suivant plusieurs méthodes qui reposent toutes sur le même principe : les couleurs, pour être perçues, doivent avoir une certaine intensité minimum ; entre deux parties rétiniennes, si l'une exige une intensité plus grande que l'autre pour percevoir la même couleur, elle aura une sensibilité moindre, la sensibilité pouvant s'évaluer en raison inverse du minimum perceptible, comme nous l'avons vu pour la lumière blanche ; seulement il s'agit ici, pour le moment, du minimum perceptible *en tant que couleur ;* on peut, pour abréger, appeler cette quantité le minimum chromatique.

Or, on peut déterminer ce minimum chromatique à l'aide de mon instrument décrit plus haut et permettant de régler directement l'intensité de la lumière. Mais il y a d'autres moyens qui ne paraissent avoir aucun rapport avec celui-ci et qui en dérivent cependant.

Nous verrons plus loin que, dans les limites d'étendue indiquées pour la lumière blanche, le minimum perceptible des couleurs pures augmente quand l'image rétinienne diminue de grandeur et réciproquement ; et par suite l'intensité apparente des couleurs varie *dans le même sens* que l'étendue de leur image rétinienne (non pas proportionnellement comme pour la lumière blanche, mais peu s'en faut).

On a donc un moyen très simple de faire varier l'intensité apparente d'une couleur, c'est d'augmenter ou de diminuer la grandeur de l'image que cette couleur forme sur la rétine ; l'intensité augmentera ou diminuera en même temps (à condition de ne pas dépasser un angle visuel de 40 minutes environ).

Mais on peut s'y prendre de deux façons différentes pour faire varier l'image rétinienne ; on peut, soit modifier l'étendue de l'objet, soit faire varier sa distance à l'œil. J'ai employé ces deux moyens dans mes premières expériences, et voici comment, en 1877, j'énumérais les diverses méthodes qui avaient servi à mes recherches :

1° L'œil fixant le point zéro du périmètre, on approchait de ce point, dans un méridien de la rétine, de petits carrés de papiers colorés choisis aussi purs que possible, et présentant des dimensions variées, et on notait pour chacune de ces dimensions les limites où la couleur était reconnue.

2° On plaçait successivement à plusieurs endroits du champ visuel des papiers colorés sur fond noir et on augmentait progressivement leur grandeur jusqu'à ce que l'œil reconnût la couleur correspondante.

3° On explorait de même plusieurs points déterminés du champ visuel, en variant, cette fois, non plus la grandeur absolue de l'objet coloré, mais sa distance à l'œil.

4° Je me servis depuis du photoptomètre précédemment décrit, en plaçant au devant du verre dépoli postérieur des verres colorés suffisamment purs, et déterminant pour chacun d'eux le minimum d'ouverture à donner au diaphragme pour que la couleur fût reconnue.

5° Je fis enfin les mêmes expériences, non plus avec des verres colorés, mais avec des couleurs spectrales, dans le laboratoire d'ophtalmologie de M. Javal, à la Sorbonne. On produisait un spectre avec la lumière Drummond et on le projetait sur le verre dépoli postérieur du photoptomètre. On limitait sur ce verre, à l'aide d'un papier noir convenablement découpé, une petite étendue à l'endroit de la couleur voulue, et sur l'autre verre se formait une image de même couleur, plus ou moins éclairée suivant l'ouverture donnée au diaphragme graduateur.

Il est inutile de donner ici les chiffres recueillis dans nos expériences : un seul exemple suffira pour montrer comment la sensibilité chromatique décroît du centre à la périphérie de la rétine.

Des papiers colorés de 2 millimètres de côté sont présentés à l'œil de 10 en 10 degrés dans la partie interne du champ visuel de mon œil gauche (méridien horizontal). A cet effet un fil est attaché à l'extrémité de la tige centrale sur laquelle s'appuie l'œil du sujet ; ce fil est tendu par l'expérimentateur placé de l'autre côté du périmètre ; on le fait passer successivement à 10, 20, 30... degrés du point de fixation, et le long de ce fil, en commençant par une distance très grande, l'expérimentateur rapproche progressivement de l'œil le carré coloré, placé sur fond noir ; lorsque le sujet commence à percevoir nettement la couleur, on note la distance correspondante. Voici les chiffres d'une expérience, obtenus avec 3 papiers colorés, bleu, vert et rouge :

	Bleu.	Vert.	Rouge.
A 0° (point de fixation).	0^{m}81	1^{m}44	1^{m}32
5° en dedans.............	0 91	0 82	0 60
10° —	0 58	0 44	0 33
15° —	0 44	0 24	0 21
20° —	0 33	0 19	0 14
25° —	0 24	0 15	0 09
30° —	0 19	0 09	0 05
40° —	0 14	0 065	»
50° —	0 11	0 04	»
60° —	0 085	»	»
70° —	0 06	»	»

Ces chiffres (reproduits dans la figure 11), comme tous ceux que j'ai recueillis sur plusieurs sujets et sur moi-même, montrent que la sensibilité de l'œil pour les couleurs décroît d'une façon continue des parties centrales aux parties périphériques du champ visuel, puisqu'il faut des images rétiniennes de plus en plus grandes pour permettre la distinction de ces couleurs.

Les mêmes faits ressortent des expériences faites directement avec le photoptomètre, qu'il soit muni de verres colorés ou éclairé avec des couleurs spectrales. Plus on s'éloigne vers la périphérie de la rétine, et cela dans tous les sens, plus il faut donner d'intensité à chaque couleur pour la faire reconnaître par l'œil en expérience. Mais en aucun endroit (sauf sur la tache aveugle) il n'y a de lacune ni de

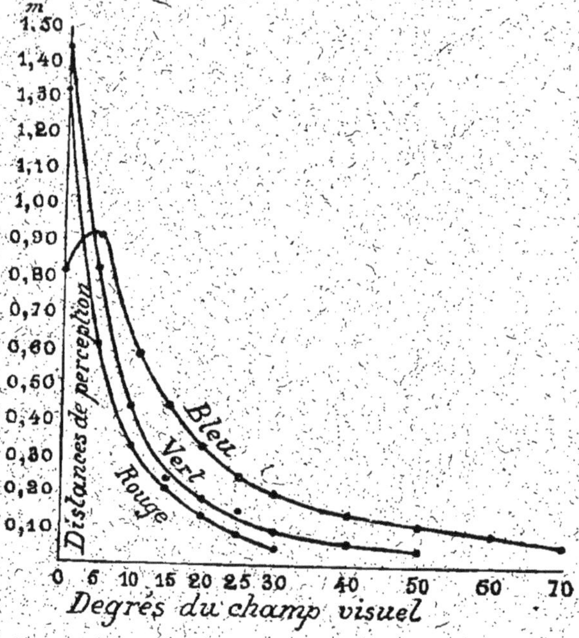

Fig. 11. — Perception des couleurs par les parties centrales et excentriques de la rétine.

saut brusque dans cette décroissance continue de la sensibilité chromatique.

Lacune centrale de la perception des couleurs. — Un seul fait pourra étonner dans le tableau ci-dessus : le bleu est perçu moins loin (par conséquent moins bien) au centre qu'à 5° du point de fixation.

Il n'y a pas là une erreur, et le fait a été déjà signalé : je l'ai observé, dans toutes mes expériences de 1877 et Donders l'a revu en 1880. La tache jaune perçoit moins bien le bleu que ses alentours immédiats, et cette infériorité, qui rappelle celle que nous avons déjà signalée pour la perception de la lumière blanche, s'étend même d'une façon très nette à tous les rayons très réfrangibles du spectre à partir du vert-bleu jusqu'au violet inclusivement.

Ainsi, en regardant un spectre solaire avec un spectroscope quelconque, je perçois nettement un scotome, c'est à dire une tache un peu plus sombre que le fond, et assez large, dans la moitié la plus réfrangible.

Jusqu'à ces dernières années, je pensais que les autres couleurs étaient bien perçues par le centre de la rétine, et je n'avais pu remarquer de différence par rapport aux points voisins.

Or, j'ai observé en 1883 que cette infériorité existe au moins pour le vert et pour le rouge, les seules couleurs pures que j'aie interrogées à ce point de vue. Et comme les propriétés physiologiques des rayons spectraux varient, suivant toutes mes constatations, d'une façon continue d'une extrémité à l'autre du spectre, on peut admettre que toutes les couleurs sont moins bien perçues par la fovéa que par les parties rétiniennes immédiatement voisines.

Seulement l'infériorité de la perception chromatique au centre de la rétine est moins prononcée pour le rouge et le vert que pour le bleu, et occupe une étendue moins considérable. Pour ces raisons il est bien explicable qu'on n'y ait pas fait attention.

Du reste, lorsque le regard s'exerce dans l'obscurité absolue et que l'objet présenté est petit, on se trompe très facilement sur la direction dans laquelle s'opère la fixation visuelle, et l'on a une tendance instinctive à déplacer ce dernier jusqu'à ce que l'objet fasse son image sur la région de sensibilité maximum; or, celle-ci paraît être située sur les bords de la tache jaune, tandis que le centre de cette partie, ou la *fovea centralis*, est réellement moins sensible.

Cette sensibilité moindre de la fovea existe, nous le savons, pour la lumière blanche; mais il n'est pas indifférent de savoir qu'elle existe aussi pour les couleurs d'une façon générale et non pas seulement pour le bleu. Quand on a observé le fait une fois, on le retrouve facilement, mais il faut, pour le trouver, une grande habitude du regard dans l'obscurité, et aussi une grande attention. Il est nécessaire, pour y arriver, d'éclairer le petit objet juste au degré suffisant pour permettre la perception de sa couleur par les bords de la tache jaune; on voit alors, en déplaçant convenablement le regard, que le centre ne la perçoit pas.

Il y a lieu de rappeler ici les considérations que nous avons données précédemment à propos de la faible sensibilité centrale pour la lumière blanche. Si nous ne nous apercevons pas dans la vie ordinaire de cette sorte de lacune dans la rétine, c'est d'abord qu'elle occupe une région trop restreinte, et qu'en outre elle est comblée par suite de la propriété que possèdent les éléments nerveux de diffuser leur excitation autour d'eux, de sorte qu'il suffit que les bords de la tache jaune perçoivent la couleur pour que toute la région centrale semble participer à cette perception.

Or, la diffusion de l'excitation existe aussi bien pour les couleurs que pour la lumière blanche, puisque l'excitation nécessaire à la perception de la couleur doit encore être de plus en plus forte à mesure que la surface excitée est plus petite.

Résumé. — Pour résumer tout ce chapitre, la sensibilité pour les couleurs se comporte sur la rétine tout autrement que la sensibilité pour la lumière blanche : un seul point commun est le peu de sensibilité de la fovea ; mais sauf cette lacune centrale peu étendue, les couleurs sont d'autant mieux perçues qu'elles tombent sur une région rétinienne moins excentrique, et la sensibilité décroît régulièrement et d'une façon continue jusqu'à la périphérie ; nous avons constaté au contraire la constance de la sensibilité lumineuse sur toute la membrane.

CHAPITRE VIII

LUMIÈRE ET COULEUR, DEUX MODES D'ACTION
DIFFÉRENTS DE L'APPAREIL VISUEL

Impression de lumière blanche produite par les couleurs.
— Deux modes de sensibilité dans l'œil. — Action
différente de chaque rayon sur les deux modes de sensibilité. — Indépendance relative des deux processus. —
Conditions agissant sur la sensibilité lumineuse sans
influencer la sensibilité chromatique. — Précautions
expérimentales à prendre. — Conséquences relatives à
la théorie des couleurs. — Rôle du cerveau.

Impression de lumière blanche produite par les couleurs.
— Dans le cours des expériences précédentes sur la
perception des couleurs par la périphérie de la rétine,
nous avons observé un fait très important qui est devenu le point de départ de recherches nouvelles.

Nous nous sommes seulement préoccupés jusqu'ici
de la reconnaissance nette des couleurs par l'œil,
mais nous avons laissé de côté certains phénomènes
qui précèdent cette reconnaissance.

Or, lorsqu'on présente à l'œil dans une partie
quelconque du champ visuel un papier coloré, dont
on augmente progressivement la surface, la première
impression que fait cet objet, n'est pas celle d'une

couleur, mais celle d'une surface blanche ou grise plus ou moins intense. Ce n'est que pour une étendue plus grande (ou, ce qui revient au même, pour une intensité plus considérable) que la couleur est perçue.

C'est un fait déjà connu (Aubert) que dans la vision directe les couleurs pigmentaires font aussi, sous une faible intensité, l'impression d'objets gris, incolores.

Mais le fait doit être généralisé à tout le champ visuel, et il est même de plus en plus net à mesure qu'on s'éloigne du centre de la rétine.

De plus, toutes les couleurs pigmentaires sont reconnues comme objets lumineux incolores, dans le champ visuel, aux mêmes limites que des objets gris de même étendue.

Comme les couleurs en question sont plus ou moins blanchâtres, on ne peut tirer de ces expériences d'autre conclusion que celle-ci : le blanc est perçu plus facilement que la couleur, et au centre et dans les parties excentriques du champ visuel.

Mais présentons maintenant à l'œil des couleurs pures. Faisons tomber par exemple sur la partie postérieure du photoptomètre des rayons empruntés à une zone étroite d'un spectre réel, et observons l'image antérieure limitée à une petite surface de 1 à 2 centimètres de largeur. Quelle que soit la partie de la rétine soumise à cette exploration, et quelle que soit la couleur employée, voici ce qui se passe : si on ouvre lentement le diaphragme de l'appareil, c'est à dire si on augmente à partir de zéro l'intensité de la couleur, on a tout d'abord une impression lumineuse simple, incolore, la même pour tous les rayons du spectre. Ce n'est que pour une augmentation plus ou moins grande de l'excitation que le sujet, après s'être efforcé vainement de deviner la nature de la couleur qu'on lui a présentée, la reconnaît nettement, d'abord blanchâtre, puis de plus en plus saturée (1).

Ainsi donc chaque radiation du spectre agit sur l'œil à un double titre, et comme lumière, et comme couleur. Ce qu'on appelle la couleur d'une radiation quelconque est le mélange de ces deux impressions. Nous avons donc eu raison de dire qu'aucune couleur n'était absolument saturée.

Pour que ces expériences présentent toute leur netteté, il convient d'opérer avec un œil soumis à un repos suffisant dans l'obscurité, d'après les indications précédemment données.

Non seulement on constate alors ce fait du dédoublement de sensations généralement considérées comme simples, mais on trouve de plus que ces deux parties de la sensation se comportent de façon très différente, suivant les points de la rétine que l'on excite : la sensation de lumière simple exige partout,

(1) Charpentier, thèse de doctorat, 1877. — Landolt et Charpentier, *Académie des sciences*, 18 février 1878.

sauf au centre, le même minimum d'intensité lumineuse pour se produire, comme nous l'avons vu déjà pour la lumière blanche composée ; la sensation de couleur, au contraire, exige d'abord une plus forte intensité lumineuse, et, en outre, plus on s'avance vers la périphérie de la rétine, plus l'intensité nécessaire doit être considérable.

Le blanc ne doit pas être considéré, comme on le faisait jusqu'à présent, comme une couleur complexe, comme le mélange à proportions égales de trois sensations chromatiques fondamentales ; au contraire, c'est la réaction la plus simple, la plus constante et la plus facile à produire dans l'appareil visuel.

Deux modes de sensibilité dans l'œil. — On peut donc déjà considérer deux modes de sensibilité dans l'appareil rétinien : nous appellerons le premier la sensibilité lumineuse brute, ou sensibilité lumineuse proprement dite, le second la sensibilité chromatique. Ces dénominations n'impliquent aucune idée théorique ; elles servent simplement à désigner deux manières distinctes suivant lesquelles le nerf optique réagit sous l'influence d'excitations lumineuses simples ou composées ; les lumières simples ou monochromatiques produisent tout comme les autres ces deux réactions.

Seulement, il importe de remarquer que plus une lumière est composée, plus elle contient de blanc et plus l'intensité nécessaire pour produire la sensation

chromatique diffère de celle qui provoque la sensation lumineuse primitive, plus par conséquent les
deux phases sont faciles à dissocier.

Appelons, pour simplifier, minimum lumineux
l'éclairement nécessaire et suffisant pour produire
cette sensation primitive et incolore, et minimum
chromatique celui qui provoque la sensation de couleur; on peut dire que pour le centre de la rétine
(la fovea toujours exceptée) le minimum lumineux et
le minimum chromatique diffèrent fort peu l'un de
l'autre pour les couleurs simples, surtout pour certaines d'entre elles, comme nous le verrons plus loin;
si l'on s'éloigne du centre vers la périphérie, quel
que soit le méridien de la rétine considéré, le minimum lumineux demeure le même, le minimum
chromatique devient de plus en plus grand et s'éloigne par conséquent de plus en plus du premier;
par suite, l'excitabilité chromatique diminuant tandis
que l'excitabilité lumineuse reste la même, les couleurs spectrales vues par des parties excentriques
de la rétine paraissent de plus en plus blanchâtres à
mesure qu'on se rapproche de la périphérie, parce
que la sensation résultante n'est que la somme des
deux sensations élémentaires que nous avons appris
à dissocier.

Pour les couleurs composées, c'est à dire pour
celles qui contiennent, outre la couleur dominante,
de nombreux autres rayons spectraux, par exemple

pour les couleurs pigmentaires, la différence entre le minimum lumineux et le minimum chromatique est d'autant plus grande que la couleur est plus blanchâtre, c'est à dire que l'intensité des autres rayons est plus grande par rapport à celle du ton prédominant. Aussi la partie chromatique de la sensation peut-elle être très faible par rapport à la partie blanche, et si on présente l'objet coloré à une région excentrique de la rétine, cette partie chromatique peut être trop faible pour être perçue. C'est ce qui explique l'erreur de ceux qui avaient cru à l'insensibilité chromatique de la périphérie rétinienne, et ce qui rend compte de la limitation du champ visuel des couleurs, déterminée avec des papiers colorés toujours plus ou moins blanchâtres, comparativement au champ visuel général.

Action différente de chaque rayon lumineux sur les deux modes de sensibilité. — Maintenant, revenons aux couleurs pures, ou plutôt aux radiations simples du spectre. Se comportent-elles toutes de la même façon relativement à la sensibilité lumineuse et à la sensibilité chromatique ? Toutes agissent plus facilement, nous l'avons vu, sur la première que sur la seconde, puisque le minimum chromatique est toujours plus élevé que le minimum lumineux (dans les conditions de nos expériences, l'œil étant soumis à l'obscurité à un degré suffisant); mais certains rayons n'agiraient-ils pas plus ou moins facilement sur l'un de ces deux

dû tantôt déplacer le prisme et tantôt faire varier la longueur de la fente du porte-lumière pour maintenir l'intensité de chaque région spectrale dans les limites de sensibilité de mon appareil.

J'indiquerai successivement l'ouverture obtenue pour la lumière, puis pour la couleur, et enfin le rapport des deux intensités correspondantes, rapport égal à celui des carrés des deux ouvertures.

Région du spectre.	Lumière.	Couleur.	Rapport.
Rouge extrême............................	$0^{mm}5$	1 mm	4
— (détermination ultérieure).	1,25	1,33	3,6
Orangé................................	0,9	2,1	5,5
— (détermination ultérieure).	0,3	0,7	5,5
Jaune................................	1	3,1	9,6
Vert moyen............................	0,3	4,2	196
Bleu franc, région moyenne......	0,3	7,5	625

Quelques mots au sujet des précautions observées. L'œil avait été maintenu vingt minutes dans l'obscurité. De plus, après chaque couple de déterminations correspondant à une couleur donnée, il était recouvert pendant quelques minutes d'un bandeau noir et opaque. Il est en effet indispensable d'opérer dans des conditions uniformes d'adaptation. Je suis resté incertain au sujet du violet, en partie à cause de la fatigue de l'œil, en partie à cause de la faible intensité de cette couleur.

Ces nombres et les rapports correspondants peuvent différer plus ou moins d'une expérience à l'autre, car les observations de ce genre sont des plus délicates et il est surtout fort difficile d'apprécier exactement le moment où l'on perçoit le ton précis d'une couleur ; nous reviendrons du reste sur ce point. Mais la même progression se retrouve dans toutes les expériences : toujours le rapport obtenu entre le minimum chromatique et le minimum lumineux augmente du rouge au bleu, c'est à dire avec la réfrangibilité des couleurs considérées.

En d'autres termes, les couleurs les moins réfrangibles (côté rouge du spectre) agissent relativement mieux sur la sensibilité chromatique que les couleurs les plus réfrangibles (côté bleu du spectre). Ou bien, si l'on veut, les couleurs les plus réfrangibles agissent relativement mieux sur la sensibilité lumineuse et sont par conséquent les moins saturées ou les plus blanchâtres.

On peut donc admettre déjà que toute lumière colorée, simple ou composée, provoque dans l'appareil rétinien deux processus différents, se traduisant l'un par une sensation lumineuse blanche ou plutôt incolore, la même pour toutes les espèces de lumière, l'autre par une sensation de couleur spéciale pour chaque espèce de lumière. Nous ne percevons que la somme ou le mélange de ces deux sensations, qui ne peuvent être dissociées que par un artifice expérimental.

La sensation chromatique présente ceci de particulier, c'est qu'elle peut être neutralisée dans certains cas et ne laisser subsister que la sensation lumineuse proprement dite ; c'est ce que nous appelons la lumière blanche. Ce phénomène de la neutralisation des sensations chromatiques, pour lequel il suffit de deux rayons spectraux (couleurs complémentaires), est capital et de plus très curieux au point de vue physiologique. Aucune théorie ne l'a encore expliqué d'une façon satisfaisante. Nous y reviendrons plus loin.

Indépendance relative des deux processus. — Ces deux processus physiologiques produits par la lumière sont jusqu'à un certain point indépendants l'un de l'autre. Ainsi on peut mélanger avec une lumière monochromatique une proportion considérable de lumière blanche sans modifier la sensibilité de l'œil pour la couleur présentée. Voici comment j'ai réalisé cette expérience :

Supposons que le verre dépoli postérieur de mon photoptomètre se trouve fixé au foyer d'une lentille convergente recevant la lumière du jour. Cette lentille est, comme celle du photoptomètre lui-même, placée dans l'intérieur d'un tube noirci. Un diaphragme à ouverture variable est disposé au devant de la lentille en question, de façon à pouvoir régler la surface libre de celle-ci et à faire varier par ce moyen l'éclairement du verre dépoli postérieur de mon appareil. En outre, sur la surface même de la lentille, est fixé un petit carré de verre coloré suffisamment pur. (Cette condition de pureté est d'ailleurs superflue). Le diaphragme peut être fermé d'une façon convenable pour ne laisser passer que les rayons qui ont traversé le verre coloré. Le photoptomètre ne reçoit alors que de la lumière colorée. Mais si on augmente l'ouverture du diaphragme, il passe, outre les mêmes rayons que précédemment, de la lumière blanche en proportion plus ou moins grande. Le photoptomètre reçoit alors de la lumière colorée de moins en moins saturée à mesure qu'on ouvre davantage le diaphragme.

Or, j'ai déterminé comparativement et successivement pour trois couleurs pures, bleu, vert et rouge, la sensibilité chromatique de l'œil, d'abord quand la couleur était seule, d'autre part après l'avoir mélangée avec des quantités croissantes de lumière blanche. La sensibilité chromatique restait constante dans ces différentes conditions, pourvu que la proportion de lumière blanche surajoutée ne dépassât pas une certaine valeur assez élevée. C'est à dire qu'il fallait toujours pour faire percevoir distinctement chaque couleur, fournir à l'œil la même proportion des rayons ayant traversé le verre coloré fixé sur la lentille, la lumière blanche ajoutée n'intervenant que pour modifier l'intensité et la saturation de la couleur et non la sensibilité de l'œil pour cette couleur.

Analysons de plus près cette expérience.

Je suppose que nous employions de la lumière

rouge, par exemple. En l'additionnant de lumière blanche ordinaire (lumière du jour), on lui ajoute nécessairement les rayons rouges contenus dans cette dernière ; on devrait donc augmenter l'action de la couleur rouge sur la sensibilité chromatique ; or, nous savons qu'il n'en est rien, la sensibilité pour le rouge n'est pas changée. C'est donc que ces rayons rouges surajoutés n'ont pas agi sur la sensibilité chromatique, ils ont été neutralisés en tant que couleurs par les rayons complémentaires (vert-bleu) que nous savons exister dans le reste de la lumière solaire.

Même résultat pour les autres couleurs essayées.

On peut donc dire qu'une couleur composée (et c'est là le cas de tous les objets lumineux ou éclairés qui nous entourent) produit sur l'œil une double action : une partie des rayons qu'elle comprend, se groupant en couples de couleurs complémentaires qui se neutralisent au point de vue de la sensation chromatique, se manifestent simplement par leur action sur la sensibilité lumineuse, autrement dit par une sensation de lumière blanche ou grise. A cette sensation s'ajoute et se mêle une sensation d'un autre ordre provoquée par les rayons qui, n'étant pas neutralisés par une quantité suffisante de rayons complémentaires, agissent sur la sensibilité chromatique. Ce sont ces derniers qui donnent le ton, la nuance de la couleur composée, tandis que la sensation lumineuse co-existante en détermine la saturation.

Conditions agissant sur la sensibilité lumineuse sans influencer la sensibilité chromatique. — On peut pousser encore plus loin cette dissociation de la lumière et de la couleur ; on peut diminuer ou augmenter la saturation d'une couleur sans modifier son ton ni son action sur la sensibilité chromatique.

Nous savons bien, dans l'état d'activité ordinaire de nos yeux, c'est à dire pour une adaptation à un éclairage moyen, quel est l'aspect des couleurs spectrales ; nous les jugeons les plus saturées de toutes les couleurs objectives et nous serions fort étonnés si on nous les faisait voir blanchâtres.

C'est pourtant une apparence facile à réaliser, en les regardant avec un œil qui a séjourné un temps suffisamment long dans l'obscurité, vingt minutes au moins. Il s'agit ici de l'obscurité absolue, et non du demi-jour qu'on obtient en fermant les paupières, et même en les couvrant de la main ; il est nécessaire soit de séjourner dans une chambre absolument noire, soit de recouvrir l'œil d'un bandeau large, épais et complètement opaque.

Dans ces conditions toute couleur paraît d'abord plus intense que pour l'œil adapté au grand jour (il est facile de s'en assurer en gardant un œil ouvert pendant que l'autre est bandé, et en comparant ensuite les deux sensations produites par la même couleur), mais en outre elle semble mélangée de blanc à un degré variable. Les couleurs spectrales ne paraissent plus saturées.

L'expérience est plus frappante quand elle est faite avec une couleur composée, comme celle des papiers et des tissus colorés ; mais elle est la même, au degré près, avec les couleurs pures, spectrales ou autres (1).

A quoi est dû ce changement ? Nous allons voir tout à l'heure qu'à l'impression chromatique restée normale s'est ajoutée une impression plus forte de lumière blanche dans l'œil reposé.

Une première preuve qu'il en est bien ainsi, c'est qu'on peut reproduire pour l'œil actif l'impression ressentie par l'œil reposé, en ajoutant à la couleur une certaine quantité de blanc suivant la méthode des disques rotatifs.

Mais il y a mieux, l'expérience suivante est tout à fait décisive.

Nous savons que l'œil règle sa sensibilité à la lumière blanche ordinaire d'après l'intensité de cette dernière, et que la sensibilité d'un œil tenu dans l'obscurité est très supérieure à celle d'un œil soumis au jour. Or, cette supériorité est aussi grande et aussi facile à observer quand on se sert de différentes lumières monochromatiques ; il faut alors, pour produire la sensation lumineuse primitive, une proportion de lumière beaucoup plus faible.

(1) *Académie des sciences*, 27 mai 1878.

Or, si dans ces deux conditions expérimentales différentes, l'une d'un œil suffisamment reposé, l'autre d'un œil ayant déjà subi (à un degré moyen, bien entendu) l'action des rayons lumineux, on détermine suivant la même méthode quel minimum de chaque couleur il faut présenter à l'œil pour lui faire distinguer le ton de la couleur employée, on trouve à peu près le même minimum dans l'un et l'autre cas. En d'autres termes la sensibilité chromatique n'est pas modifiée d'une manière appréciable par l'exercice ou par le repos de l'appareil visuel, tandis que la sensibilité lumineuse est, sous les mêmes influences, profondément changée.

Précautions expérimentales à prendre. — Il faut, pour faire cette expérience, prendre certaines précautions sur lesquelles il est important d'insister.

Nous avons appelé précédemment l'attention sur la nécessité qu'il y a, dans ces sortes de recherches, de laisser le cerveau aussi inactif que possible, et de ne pas lui demander autre chose que de noter la sensation sans chercher à l'interpréter.

Or, supposons qu'un sujet place son œil à l'oculaire du photoptomètre sans savoir quelle couleur va lui être présentée, son premier souci sera de deviner le plus tôt possible quelle est cette couleur, et son cerveau travaillera pour son compte en même temps que sa rétine. Il annoncera avant le temps les couleurs les plus différentes de la couleur vraie, ou, s'il attend d'avoir une sensation précise, il l'obtiendra avec les éclairements les plus divers.

J'ai bien noté cet ordre de faits dans mes premières expériences, qui me faisaient dire : « La première impression que nous donne la présence d'un certain minimum de couleur est une impression de lumière simple ; nous disons : c'est une lumière. Peu à peu, la proportion de la couleur augmentant, nous sentons la présence d'une couleur dans le champ visuel, mais nous ne pouvons définir notre impression ; la lumière colorée a été analysée par la rétine, mais ce qui nous paraît manquer, c'est l'analyse correspondante faite par le cerveau, de l'impression rétinienne qui lui est transmise. Cela dure un certain temps, pendant lequel le cerveau veut deviner ce qu'il sent, mais il n'a pas l'éducation nécessaire pour cela, ses sensations sont incertaines et vagues, jusqu'à ce que l'excitation ait atteint un certain maximum pour lequel nous définissons nettement notre impression (1). »

Aussi que trouvons-nous lorsqu'on nous présente une couleur inconnue avec l'intention de déterminer le minimum chromatique, et qu'on répète la détermination plusieurs fois de suite avec cette couleur ? Constamment l'on trouve des chiffres très différents, et constamment les premiers chiffres sont les plus élevés, le travail de divination du cerveau diminuant

(1) Thèse, 1877.

à mesure que l'on répète l'expérience et permettant une perception plus facile et plus nette. Je n'ai qu'à copier le premier tableau de chiffres venu dans ma thèse, j'y trouve par exemple :

Minimum chromatique, vert, 8 — 6 — 6 — 4 — 4
— — rouge, 22 — 18 — 18, etc.

Je considère donc comme indiqué, pour avoir des résultats précis, de connaître à l'avance quelle couleur va être présentée à l'œil, et de n'arrêter l'ouverture du diaphragme que lorsqu'on est *absolument sûr* du ton vrai de cette couleur.

Il convient de dire en outre que je n'ai jamais soumis l'œil à des excitations lumineuses dépassant en intensité l'éclairage moyen d'un appartement. Il est bien évident que des intensités lumineuses excessives fatiguent le nerf optique dans son ensemble et agissent sur toutes ses fonctions.

Telles sont les conditions dans lesquelles j'ai fait mes expériences, et c'est seulement en réalisant ces conditions qu'on pourra les contrôler.

Conséquences relatives à la théorie des couleurs. — De tout cela il résulte que nous avons vu en explorant les diverses parties de la rétine, la sensibilité chromatique varier indépendamment de la sensibilité lumineuse; que nous avons vu réciproquement la sensibilité lumineuse changer sous l'influence de l'adaptation rétinienne pendant que la sensibilité aux couleurs reste constante ; que par conséquent nous avons affaire à deux modes de réaction distincts, bien qu'ordinairement simultanés, de l'appareil visuel sous l'influence de toute lumière simple ou composée.

S'agit-il de deux processus distincts siégeant dans les mêmes éléments de la rétine ou du cerveau ? S'agit-il au contraire de deux éléments distincts excités simultanément et à des degrés différents par la lumière ? Ou bien encore la perception des couleurs ne serait-elle qu'une élaboration spéciale, faite par le cerveau, des impressions lumineuses nées dans la rétine ? Voilà autant de questions auxquelles l'expérimentation directe ne donne pas encore de réponse.

Cependant il existe quelques faits bien établis qui peuvent servir de points de repère, et avec lesquels il faudra compter dans toute théorie des perceptions visuelles.

D'abord, si l'hypothèse de deux processus affectant le même élément est contraire à la loi des énergies spécifiques, généralement acceptée, il faut bien cependant admettre, puisque la sensation de couleur nous paraît une, que les deux processus que nous avons dissociés parviennent en fin de compte simultanément à une cellule nerveuse commune, à un élément percepteur unique. Or, ce fait est inconciliable avec l'hypothèse de deux éléments rétiniens excités de la même façon quoiqu'à des degrés différents, car la cellule centrale ne recevait alors que des excitations de même nature, ce qui ne répond pas à la diversité spécifique des couleurs. Donc, que les éléments récepteurs des excitations lumineuses soient d'une seule espèce ou de deux, il faut admettre deux processus distincts pour leur excitation.

Rôle du cerveau. — De plus, il est bien démontré que la perception des couleurs est, en partie au moins, une fonction cérébrale. Ce qui le prouve, c'est que les troubles de cette fonction ont dans l'immense majorité des cas leur origine dans le cerveau ; c'est que certaines lésions cérébrales peuvent abolir la perception des couleurs en laissant intacte la perception de la lumière blanche ; c'est de plus l'influence considérable que l'exercice et l'éducation peuvent avoir sur la délicatesse de cette perception ; c'est enfin que la plupart des cas de dyschromatopsie paraissent tenir bien plutôt à un trouble de la perception, de la reconnaissance des couleurs, qu'à une insuffisance dans la sensation elle-même.

Du reste, la grande influence psychique qu'exercent certaines couleurs ne tient-elle pas à ce que leur perception est associée à celle d'objets qui nous impressionnent profondément et communément ?

Est-ce que les couleurs qui nous paraissent les plus franches, celles que nous nommons volontiers couleurs simples ou fondamentales, ne sont pas celles que nous voyons le plus souvent autour de nous, celles dont une habitude individuelle et héréditaire prolongée a fixé le type dans notre cerveau ? Le rouge, la couleur du sang, le vert, couleur des feuilles, le bleu, couleur du ciel, etc.

Le cerveau joue donc un très grand rôle dans la perception des couleurs. Est-il seul en jeu, ou bien le processus chromatique a-t-il aussi une origine rétinienne ? C'est cette dernière hypothèse qui me paraît probable, mais elle n'est pas absolument démontrée, et je me borne à conclure à l'existence de deux processus distincts siégeant l'un dans la rétine, l'autre peut-être dans la rétine, peut-être dans le cerveau, et probablement dans les deux.

En tout cas, cette dualité fonctionnelle n'est pas spéciale au sens de la vue ; on se rappelle la distinction, purement théorique, il est vrai, qu'Helmhotz a faite entre la perception des bruits et celle des sons musicaux, ainsi que les récents travaux qui ont séparé la perception de la chaleur et celle du froid (Magnus Blix).

CHAPITRE IX

L'adaptation rétinienne est-elle la même pour tous les rayons du spectre ? — Lumière employée à la mise en branle de l'appareil de la sensibilité lumineuse. — L'inertie varie suivant la couleur excitatrice. — Explication de contradictions apparentes. — Temps perdu et force perdue, exemples physiologiques.

L'adaptation rétinienne est-elle la même pour tous les rayons du spectre ? — L'action des rayons du spectre sur la sensibilité lumineuse augmente, nous l'avons vu, sous l'influence de l'obscurité. Cette influence est-elle la même pour tous les rayons ou bien varie-t-elle suivant la couleur ?

Les résultats publiés dans ma note à l'Académie des Sciences du 20 mai 1878 pourraient faire croire à cette diversité d'action. En effet, dans cette note je disais textuellement ceci : « Cette supériorité (celle de l'œil soumis à l'obscurité), très sensible quand on opère avec de la lumière blanche, est aussi facile à observer quand on se sert de différentes lumières monochromatiques ; il faut alors, pour produire la sensation lumineuse qui précède la sensation de la couleur, une proportion de lumière beaucoup plus faible ; pour le vert, par exemple, si l'on a trouvé 121 comme minimum de lumière produisant la sensation, on trouve qu'après un séjour de quinze à vingt minutes dans l'obscurité la sensation se produit avec une lumière égale à 16. (Ces chiffres, dit toujours la note, expriment en millimètres carrés l'étendue de la lentille qui produit l'image lumineuse présentée à l'œil).

« Pour le rouge, s'il a fallu 50 pour l'œil en activité, il ne faut plus que 12 pour l'œil reposé. Pour le bleu, il ne faut plus que 16, au lieu de 400. »

En d'autres termes, dans cette expérience la sensibilité lumineuse est devenue 4 fois plus grande pour le rouge, 7 fois 1/2 plus grande pour le vert, 25 fois plus grande pour le bleu.

Je repris plusieurs fois ces recherches jusqu'à l'année 1884, et je fus fort étonné de trouver entre les diverses couleurs, au point de vue de l'action produite par l'obscurité, tantôt des différences du même ordre que les précédentes, c'est à dire une action plus forte sur les couleurs les plus réfrangibles, et tantôt pas de différence du tout.

C'est ce qui m'avait empêché de conclure et de publier mes résultats, lorsque le 24 novembre 1884 M. Parinaud envoya à l'Académie des sciences une note dans laquelle il disait que « l'accroissement de la sensibilité pour la lumière, qui se produit sur une rétine placée dans l'obscurité, n'est pas égal pour les rayons de réfrangibilité différente, et que cet accroissement est plus grand pour les couleurs plus réfrangibles ».

M. Parinaud expliquait par cette inégalité le phénomène de Purkinje, qui consiste, comme on le sait, dans la prépondérance apparente des rayons plus réfrangibles du spectre dans la lumière composée de faible intensité, tandis que dans une forte lumière ce sont les rayons de l'extrémité jaune-rouge qui paraissent l'emporter.

Nous verrons plus tard à quoi tient réellement ce phénomène. Mais, pour en rester à la question de l'influence de l'obscurité sur la sensibilité lumineuse correspondant aux divers rayons du spectre, je repris à l'occasion de cette note mes précédentes recherches et je fus assez heureux pour découvrir, en même temps que la vraie cause des divergences que j'avais constatées, un ordre de faits des plus importants pour la théorie des sensations visuelles.

Lumière employée à la mise en branle de l'appareil de la sensibilité lumineuse. — Si l'on peut mesurer la sensibilité lumineuse d'après l'éclairement minimum compatible avec la sensation de lumière, il y a deux façons de déterminer ce minimum perceptible.

Il y a longtemps qu'on a remarqué que toute réaction, sensitive ou motrice, produite par l'excitation d'un nerf quelconque (sensation ou contraction musculaire) ne suit pas immédiatement cette dernière, mais qu'il y a entre l'excitation et la sensation un certain intervalle de temps pendant lequel l'excitation n'a pas d'effet appréciable sur le nerf. Tout appareil de sensibilité ou de motricité paraît donc posséder une certaine inertie qu'il faut vaincre tout d'abord avant de produire une sensation ou une contraction.

Cette inertie peut être évaluée, comme on l'a fait, sous forme de temps perdu, mais elle peut l'être également sous forme de *force perdue*.

Or, j'ai pu mettre nettement en relief et mesurer, en ce qui concerne l'appareil de la vision, la quantité de lumière qui est employée à vaincre l'inertie de cet appareil et qui vient ainsi frapper l'œil en pure perte. C'est en janvier 1879 que j'ai mentionné ces faits (1) et ils ont été retrouvés depuis par Donders.

« Si, à l'aide de mon appareil, disais-je, on augmente graduellement à partir de zéro l'intensité d'une lumière présentée à l'œil, la sensation lumineuse se produit pour un certain minimum déterminé. Mais, chose importante, l'œil est capable de percevoir une lumière encore plus faible que ce minimum ; en effet, si, une fois la sensation produite, on affaiblit lentement la lumière qui lui avait donné naissance, cette lumière est encore perçue alors qu'elle a perdu une grande partie de son intensité. Il y a donc eu dans la production de la sensation lumineuse une

____

(1) *Académie des sciences.*

certaine perte de lumière, employée à mettre en branle, si l'on peut ainsi parler, l'appareil visuel. On peut ainsi facilement apprécier cette perte de lumière en évaluant la différence entre la quantité de lumière qui a déterminé la sensation et celle pour laquelle la sensation produite a cessé d'être possible. »

Il y a donc en quelque sorte deux espèces de minimum perceptible, qu'on peut appeler, l'un minimum d'apparition, l'autre minimum de disparition de la sensation.

La valeur relative de ces deux minima, c'est à dire le rapport du minimum d'apparition au minimum de disparition de la sensation lumineuse peut servir à mesurer, ou plutôt à comparer dans des conditions diverses, cette perte d'énergie qui correspond d'autre part à une certaine perte de temps, à un retard de la sensation sur l'excitation correspondante.

L'inertie varie suivant la couleur excitatrice. — Or un fait capital est que cette inertie varie suivant la couleur de la lumière excitatrice, suivant la longueur d'onde de la radiation lumineuse.

Et elle varie dans un sens déterminé : sa valeur augmente dans le même sens que la réfrangibilité de la couleur excitatrice.

J'ai fait sur ce sujet un grand nombre d'expériences, dont chacune consistait à déterminer le rapport des deux minima perceptibles pour un couple donné de couleurs. La loi a été constamment vérifiée.

Ces expériences sont très délicates, et il faut employer certaines précautions pour avoir des résultats fidèles.

1° Il faut conserver la même direction du regard, chose difficile, mais qui s'acquiert avec l'habitude;

2° Il faut ouvrir le diaphragme du photoptomètre avec assez de lenteur pour ne pas dépasser le minimum perceptible, ce qui arrive très facilement;

3° On doit de même fermer le diaphragme assez lentement, ce qui est ici spécialement nécessaire pour ne pas avoir de doute, à cause des images consécutives, sur le moment de la cessation réelle de la sensation de cause objective;

4° Il faut autant que possible, partir de la même adaptation rétinienne avec les diverses couleurs comparées (1).

J'ai surtout comparé trois couleurs, vert, rouge et bleu, obtenues avec des verres reconnus d'une pureté suffisante; ces verres ne laissent passer qu'une zone du spectre plus ou moins large, mais de couleur sensiblement uniforme; le verre rouge donne une bande dont la région moyenne correspond à une longueur d'onde de $0\mu,650$, c'est à dire aux environs de la raie C; pour le vert, la région moyenne correspond

(1) J'avais cru, au début de mes expériences sur l'inertie rétinienne, que l'intervalle des deux minima augmentait par le séjour de l'œil dans l'obscurité. Il me paraît aujourd'hui que j'ai dû inconsciemment déplacer le regard et déterminer le minimum d'apparition dans le regard direct et le minimum de disparition dans la vision un peu indirecte. Cette augmentation de l'inertie par l'obscurité n'existerait donc pas.

à oμ,532, un peu avant la raie E ; pour le bleu, la région moyenne correspond à oμ,460, entre les raies F et G.

Voici un exemple d'expérience :

On règle la distance de la source lumineuse (lampe à huile à régulateur) de manière que la sensation apparaisse dans tous les cas pour une ouverture du diaphragme égale à 15 millimètres.

La sensation cesse pour les ouvertures suivantes du diaphragme :

> Rouge, 13 millimètres,
> Vert,   8 1/2 —
> Bleu,   7 —

Le rapport du minimum d'apparition au minimum de disparition de la sensation est, par suite, de 1 1/3 pour le rouge, 3 pour le vert, 4 1/2 pour le bleu.

En somme, l'inertie de l'appareil de la sensibilité lumineuse est différente pour les diverses parties du spectre ; de plus, elle est plus grande pour les rayons plus réfrangibles.

Y a-t-il de même une inertie dans l'appareil de la sensibilité chromatique ? Je l'ai signalée en même temps que la précédente, mais elle est beaucoup plus incertaine et difficile à déterminer. Pourtant, il m'a semblé, sans que je veuille l'affirmer d'une manière absolue, que cette inertie ne variait pas sensiblement avec la couleur employée.

Explication de contradictions apparentes. — Les faits précédents vont maintenant nous rendre compte des résultats si opposés que j'avais obtenus dans les expériences signalées au début de ce chapitre : pour étudier l'influence de l'obscurité sur la sensibilité lumineuse suivant les diverses radiations, il fallait déterminer le minimum perceptible avant et après le séjour dans l'obscurité. Or, avec l'œil adapté au jour, on fait l'expérience le plus rapidement possible, car on craint qu'un séjour prolongé à l'oculaire de l'appareil, c'est à dire dans un espace complètement obscur, n'abaisse rapidement la valeur du minimum cherché (voir le chapitre de l'adaptation rétinienne); on cherche donc au plus vite à avoir le minimum d'apparition de la sensation lumineuse. Quand on opère au contraire avec l'œil adapté à l'obscurité, tantôt on détermine le minimum d'apparition, tantôt, n'ayant rien à redouter d'une prolongation de l'expérience, et voulant au contraire obtenir le plus d'exactitude possible dans la valeur cherchée, on diminue sans s'en rendre compte l'ouverture du diaphragme pour avoir la valeur la plus faible possible, et c'est alors le minimum de disparition de la sensation que l'on obtient.

Or, les résultats sont tout autres dans le premier et dans le second cas : dans le premier, pas de différence entre les différents rayons; l'obscurité abaisse uniformément le minimum perceptible ; dans le second cas, on ajoute à cet abaissement la valeur de l'inertie rétinienne, c'est à dire la différence que nous avons observée entre le minimum d'apparition et le minimum de disparition de la sensation lumineuse : différence qui, nous le savons, augmente avec la réfrangibilité de la couleur employée. Et alors, naturellement, on croit trouver une différence d'action de l'obscurité pour les différents rayons spectraux, les plus réfrangibles paraissant devenir alors les plus actifs.

L'expérience, faite dans les deux conditions indiquées, donne les résultats auxquels on doit s'attendre d'après ce qui précède.

En réalité, quand on détermine, avant et après le séjour dans l'obscurité, ou bien d'un côté sur un œil adapté à l'obscurité et de l'autre sur l'autre œil adapté au jour, les valeurs du minimum perceptible en ayant soin d'opérer dans les deux cas, soit sur le minimum d'apparition, soit sur le minimum de disparition exclusivement, on ne trouve plus de différence suivant les couleurs considérées.

D'où il faut conclure que l'accroissement de sensibilité lumineuse produit par le séjour dans l'obscurité est égal, dans les mêmes conditions, pour les divers rayons du spectre.

Temps perdu et force perdue, exemples physiologiques. — Avant de clore ce chapitre consacré surtout à l'étude de l'inertie de l'appareil rétinien, il convient de montrer par un ou deux exemples qu'il ne s'agit pas d'un fait isolé en physiologie, et qu'au temps perdu des réactions névro-musculaires correspond bien une force perdue analogue à celle dont j'ai signalé l'existence dans l'œil.

Tout le monde sait, par exemple, qu'on entend à une plus grande distance un son que l'on éloigne de l'oreille qu'un son qui s'en rapproche. Il faut donc, pour provoquer la sensation sonore, une plus grande force que pour l'entretenir une fois qu'elle a pris naissance. Il y a de même un temps perdu pour mettre en jeu l'appareil acoustique, seulement ce temps perdu n'a pu être isolé d'autres éléments physiologiques avec lesquels il se confond.

Ainsi dans le domaine de la sensibilité tactile, où j'ai constaté le fait suivant : l'excitation mécanique nécessaire pour faire naître la sensation de contact est plus forte que celle qui correspond à sa disparition ; l'excitation électrique (courants induits) nécessaire pour être sentie par la peau peut être abaissée, une fois la sensation produite, sans cesser d'être perçue. Là encore il y a inertie et force perdue, de même qu'il y a temps perdu pour agir sur l'appareil de la sensibilité cutanée.

Mais là où le temps perdu peut être le plus facilement mesuré, c'est dans le phénomène de la contraction musculaire ; un excitant électrique étant appliqué sur un nerf moteur, il s'écoule entre l'application de

cet excitant et le début de la contraction du muscle
un temps qu'on mesure en physiologie et qui peut
être en moyenne de 1 centième de seconde.

Or M. Brown-Sequard m'a rendu témoin de l'expérience suivante : un courant d'induction produit
par l'appareil Du Bois-Reymond peut être gradué du
plus au moins ou du moins au plus ; si on le transmet au nerf moteur en commençant par lui donner
une intensité très faible et en l'augmentant progressivement jusqu'à production de la contraction, celle-
ci a lieu pour une intensité sensiblement plus grande
que l'intensité limite obtenue en prenant d'abord un
courant très fort et en le diminuant jusqu'à ce que la
contraction ne se produise plus.

Il y a donc inertie de l'appareil moteur comme il
y a inertie de l'appareil sensitif, et cette inertie se
manifeste soit par un certain temps perdu, soit par
une certaine force perdue que nous pouvons mesurer.

Note. — Depuis la rédaction de ce chapitre, j'ai pu
démontrer *directement*, par une méthode nouvelle,
l'existence d'un *temps perdu* dans l'appareil de la perception visuelle, et constater que sa valeur croît avec
la réfrangibilité de la couleur excitatrice. (*Société de
Biologie*, 24 mars 1888).

CHAPITRE X

INFLUENCE DE LA SURFACE RÉTINIENNE EXCITÉE SUR LA PERCEPTION DES COULEURS.

Les couleurs de petite étendue sont moins bien perçues que les grandes. — Influence de la surface, inégale suivant les couleurs. — Conséquences pratiques. — Photométrie.

Les couleurs de petite étendue sont moins bien perçues que les grandes. — J'ai déjà montré à propos de la lumière blanche que le minimum perceptible dépend de l'étendue de la partie rétinienne excitée ; à éclairage égal, un petit objet pourra ne pas être perçu par la rétine, tandis qu'un plus grand le sera ; en effet, le minimum perceptible augmente à mesure que l'image rétinienne diminue de grandeur ; ce qui revient à dire que l'intensité lumineuse apparente varie dans le même sens que la grandeur de l'objet, ou, plus précisément, de son image rétinienne.

J'ai montré en 1881 qu'il en est de même pour le minimum chromatique, ou minimum de couleur perceptible, et j'ai exposé des expériences faites avec trois couleurs pures, bleu, vert et rouge (je laisse de côté le jaune, que je n'avais pu obtenir saturé), d'où ce fait ressort très nettement.

Influence de la surface, inégale suivant les couleurs. — Mais la comparaison de ces trois couleurs montrait de plus un phénomène tout à fait nouveau, c'est qu'elles perdaient inégalement de leur intensité apparente quand on diminuait leur surface; le rouge perdait moins que le vert, et le vert moins que le bleu.

Pour qu'aucun doute ne restât dans mon esprit, je répétai en mars 1883 ces expériences avec le plus grand soin, en ajoutant aux trois couleurs précédentes le jaune spectral obtenu par combustion d'un sel de sodium, et je vis que les couleurs perdaient par le rapetissement d'autant moins de leur intensité qu'elles étaient plus rapprochées du rouge, c'est à dire moins réfrangibles.

J'ai employé comme objets successivement trois petits trous percés dans des écrans de papier noir opaque recouvrant le verre dépoli antérieur de mon photoptomètre. Ces trous avaient l'un $0^{mm}56$, un autre $0^{mm}84$, le troisième $1^{mm}68$ de diamètre.

L'œil avait devant lui, dans l'oculaire de l'appareil, un diaphragme percé d'un trou de 2 millimètres de diamètre pour éviter les variations de grandeur de la pupille. Distance de l'œil à l'objet, 22 centimètres.

Voici l'analyse des résultats de mes expériences.

Prenons l'objet de $1^{mm}68$ de diamètre, le plus grand;

réglons successivement les quatre sources de façon à avoir le même minimum chromatique, 100 millimètres carrés, par conséquent la même intensité chromatique apparente.

Nous réduisons maintenant l'objet à un diamètre moitié moindre ($0^{mm}84$), ou à une surface quatre fois plus petite. Le minimum chromatique devient 210 millimètres carrés pour le rouge, 219 pour le jaune, 262 pour le vert et 282 pour le bleu. C'est à dire que l'intensité apparente a diminué de plus du double et a plus diminué pour les couleurs les plus réfrangibles. Le bleu n'a plus que les $\frac{210}{282}$ ou les 3/4 de l'intensité apparente du rouge.

Réduisons enfin l'objet à un diamètre égal au tiers de ce qu'il était en premier lieu ($0^{mm}56$) ; l'étendue sera réduite au 9ᵉ. Le minimum chromatique devient 400 pour le rouge, 471 pour le jaune, 576 pour le vert et 707 pour le bleu. L'inégalité précédente s'est accrue, et l'intensité apparente du bleu n'est plus que les 400/707 ou un peu plus de moitié de l'éclairage du rouge. De plus, l'écart s'est accusé entre le rouge et le jaune : le rouge est devenu 1,18 fois plus intense que le jaune.

L'écart irait en s'accentuant à mesure que le diamètre apparent de l'objet diminuerait encore ; seulement la détermination du minimum perceptible devient alors très difficile, et j'ai dû me borner aux dimensions précédentes.

Les chiffres précédents s'appliquent au minimum perceptible comme couleur, mais je dois dire que j'ai constaté des différences de même nature pour le minimum perceptible comme lumière.

Donc en résumé les couleurs pures diminuent très rapidement d'intensité apparente quand leur surface (sur la rétine) diminue ; le taux de la diminution d'intensité est moins élevé que le taux de la diminution de surface, mais plus élevé que celui du changement de diamètre ; de plus la diminution d'intensité apparente est d'autant plus rapide que la couleur est plus réfrangible.

Conséquences pratiques. — On voit d'après cela qu'il est impossible de faire sur la perception des couleurs des déterminations précises en employant la méthode qui consiste à rechercher pour chacune d'elles la plus petite étendue ou la plus grande distance compatibles avec la perception, les chiffres n'étant pas comparables d'une couleur à l'autre ; on ne peut leur demander, comme nous l'avons fait, que de fournir un terme de comparaison approximatif.

Photométrie. — On voit en outre que la comparaison photométrique de plusieurs couleurs par les procédés que la physique enseigne, n'est valable que pour une étendue donnée de ces couleurs et pour une distance donnée. Toute variation dans la surface ou dans la distance des couleurs à comparer amènerait un changement dans la valeur relative de leur intensité apparente.

Ces faits montrent enfin qu'en éloignant de l'œil, par exemple, plusieurs lumières colorées assez petites, on produit dans l'intensité relative de ces lumières des changements inverses de ceux qu'annoncerait la loi de Purkinje, citée dans le chapitre précédent.

D'après cette loi, quand l'éclairage diminue, les couleurs plus réfrangibles dominent ; or un éloignement de la lumière équivaut bien, comme nous venons de le voir, à une diminution de l'éclairage. Seulement, fait nouveau, cette diminution est inégale suivant la couleur, et elle est précisément plus considérable pour les rayons les plus réfrangibles.

Nous aurons bientôt à revenir sur ces phénomènes quand nous traiterons l'importante question de l'intensité des sensations visuelles.

CHAPITRE XI

Nouvelle fonction visuelle élémentaire. — Perception
brute et perception nette. — Expérience primordiale.
— Analyse. — Influence de l'adaptation rétinienne. —
Influence de la couleur. — Y a-t-il trois processus
visuels ? — Les éléments de la vision nette sont-ils les
mêmes que ceux de la perception des couleurs? — Sensibilité visuelle centrale et périphérique. — Conditions
de la notion de couleur.

Nouvelle fonction visuelle élémentaire. — Grâce à
l'analyse qui précède, nous sommes arrivé à dissocier dans la vision deux opérations distinctes que
nous avons nommées, l'une la sensibilité lumineuse,
l'autre la sensibilité chromatique. Voici des faits nouveaux qui nous forceront à admettre une troisième
fonction visuelle élémentaire que nous aurons plus
tard à comparer aux deux précédentes afin de rechercher leurs différences et leurs analogies.

J'avais remarqué dans mes premières expériences
sur la perception lumineuse une particularité intéressante à laquelle je ne m'arrêtai pas tout d'abord:
recherche-t-on, comme je l'ai déjà indiqué, quel est le

minimum d'éclairement nécessaire pour percevoir dans l'obscurité une surface lumineuse assez étendue, il n'y a pas de différence bien notable dans l'aspect de cette surface suivant son plus ou moins de clarté ; il en est autrement si la surface présentée à l'œil est suffisamment petite, si elle se réduit par exemple à un simple point lumineux ; lorsqu'on donne à ce point le minimum de clarté compatible avec la perception, on le voit sous forme d'une tache diffuse, uniformément éclairée, à bords vagues, et toujours plus large que l'objet. Ce n'est que pour un éclairement plus fort qu'on perçoit ce dernier avec netteté, sous sa forme et avec ses limites habituelles.

Je ne crois pas qu'on puisse mettre ces faits sur le compte d'une mauvaise adaptation dioptrique ou de l'aberration sphérique de l'œil. J'ai fait voir plus haut que cette aberration était très faible, surtout dans les conditions où je faisais mes expériences, c'est à dire avec l'œil pourvu d'un diaphragme à orifice circulaire de quelques millimètres de diamètre. De plus, ma myopie était exactement corrigée par le verre concave permettant à mon œil de voir l'objet d'une façon parfaite et sans nécessiter le moindre effort d'accommodation. J'ajouterai que mon acuité visuelle est normale et que mes yeux ne présentent point d'astigmatisme régulier.

Il n'est pas besoin de faire remarquer que les précautions les plus minutieuses doivent être prises dans les expériences du genre de celles qui nous occupent, pour que l'œil soit parfaitement adapté à la distance de l'objet. J'ai naturellement pris ces précautions, je le dis ici une fois pour toutes.

En admettant même qu'un point lumineux fasse une tache de diffusion étendue sur la rétine, cette tache est évidemment plus éclairée à son centre, et devra paraître plus petite sous une faible lumière que sous une clarté supérieure au minimum perceptible : le centre, plus lumineux, commencera par paraître seul, et plus l'éclairement augmentera, plus sera grande la portion de la tache ayant atteint ou dépassé la valeur du minimum perceptible.

Or, c'est le contraire qui se passe : lorsque l'objet commence à être vu, il est vu plus grand ; il ne présente son étendue réelle et restreinte que pour un éclairement plus élevé.

Perception brute et perception nette. — Il y a donc là un phénomène physiologique spécial dont nous connaissons la première partie : en effet nous avons vu que l'impression lumineuse se diffusait tout d'abord dans la rétine (ou dans les centres nerveux) ; rien d'étonnant à ce que l'objet paraisse agrandi, il gagne en étendue ce que nous lui avons vu perdre en clarté apparente. Mais la seconde phase, celle de la vision nette et distincte, ne peut être due qu'à l'intervention d'un nouveau travail soit rétinien soit central, ou à l'excitation d'un nouvel élément physiologique mieux isolé, plus indépendant. En tout cas il y a là deux phases distinctes, la perception brute et la perception nette ou perception visuelle proprement dite.

Ces deux phases de la perception peuvent être mieux étudiées encore avec plusieurs points qu'avec un seul, à condition qu'on emploie des points d'égale forme, d'égale étendue, suffisamment petits et voisins.

C'est sous cette forme que j'ai décrit en premier lieu cette expérience fondamentale, dans une note à l'Académie des sciences du 27 décembre 1880. Des faits analogues ont été plus tard indiqués par d'autres auteurs.

Expérience primordiale. — Voici les termes dans lesquels je m'exprimais : « L'œil est placé dans une chambre complètement obscure vis-à-vis du verre dépoli qui forme la paroi antérieure de mon appareil à graduer la lumière. Ce verre dépoli constitue une surface que l'on peut éclairer uniformément et à des degrés divers à partir de zéro. Dans l'expérience actuelle, ce verre dépoli est recouvert en totalité d'un écran en papier noir dans lequel on a seulement percé vis-à-vis de l'œil trois ou quatre petits trous. Pour prendre un exemple, dans un cas ces petits trous étaient au nombre de quatre, formant les quatre coins d'un carré de 1 millimètre de côté ; ces trous avaient un diamètre de 2 dixièmes de millimètre ; l'œil était à une distance de 20 centimètres ; ma myopie était exactement corrigée et je voyais très nettement et sans la moindre irradiation les quatre points en question quand on les rendait lumineux. Or, si l'on règle l'éclairement de ces points de manière à augmenter graduellement leur intensité lumineuse à partir de zéro, il arrive que pour un certain éclairement minimum on éprouve une sensation de lumière plus ou moins diffuse. A ce moment on n'a aucune notion de l'existence des quatre points. Ce n'est qu'en augmentant notablement l'éclairement de ces derniers qu'on arrive à résoudre en ses éléments la nébulosité primitive et à distinguer les points les uns des autres.

» Il faut depuis 2 ou 3 fois jusqu'à 18 ou 20 fois plus de lumière pour distinguer les points que pour avoir la sensation lumineuse primitive. C'est là, comme on voit, un rapport très variable ; mais voici de quelle condition dépend cette variabilité :

» Après avoir fait l'expérience une première fois avec l'œil dans ses conditions ordinaires d'activité, c'est à dire adapté à la lumière du jour, on la renouvelle après avoir maintenu l'œil dans l'obscurité pendant cinq minutes ou davantage, on constate alors : 1° qu'il faut beaucoup moins de lumière qu'auparavant pour provoquer la sensation lumineuse primitive ; 2° qu'il faut la même quantité de lumière que dans la première expérience pour distinguer les uns des autres les points lumineux. Le rapport de cette seconde quantité à la première se trouve donc aug-

menté. On voit ainsi qu'il varie suivant l'état d'adaptation de l'œil à la lumière.

» J'ai donné précédemment au premier mode de
sensibilité, au plus simple, le nom de *sensibilité lumineuse*; le second pourrait être appelé *sensibilité visuelle*. Il correspond à la fonction que l'on nomme
acuité visuelle, par laquelle on a la notion de la forme
des objets; seulement il s'exprime différemment:
l'acuité visuelle s'exprime par le plus petit angle sous
lequel on puisse reconnaître comme distincts deux
points lumineux; la sensibilité visuelle s'exprimera
par la plus petite quantité de lumière qui devra
éclairer ces points pour les rendre distincts l'un de
l'autre.

» La sensibilité visuelle et la sensibilité lumineuse,
pouvant varier isolément, correspondent à deux fonctions distinctes. De plus, la sensibilité visuelle exigeant pour entrer en jeu, plus de lumière que la
sensibilité lumineuse, correspond évidemment à une
fonction plus complexe; c'est là un fait analogue à
celui que j'ai démontré précédemment pour la production des sensations de couleurs.

» Ces expériences répétées à plusieurs reprises
soit sur mes yeux, soit sur des yeux emmétropes ou
sur des yeux myopes exactement corrigés et non astig-
mates, ont donné constamment les résultats ci-dessus exprimés. »

Analyse. — J'aurais aujourd'hui peu de chose à

changer à ce qui précède, sauf en ce qui concerne l'assimilation de la sensibilité visuelle à ce que les oculistes nomment acuité visuelle; cette dernière fonction est bien plus complexe et dépend de conditions multiples dont nous n'avons pas à parler ici. En somme voici l'expérience bien simple que nous avons à analyser : plusieurs points lumineux égaux et voisins (*pourvu qu'ils soient compris dans un espace qui n'excède pas sur la rétine 15 centièmes de millimètre de diamètre environ*) se présentent d'abord, lorsqu'ils sont éclairés par le minimum de lumière perceptible, comme une tache diffuse et à peu près uniforme, dans laquelle on ne distingue aucune différence de structure ; si l'on augmente l'éclairement des points, il commence bien à se différencier dans la tache des régions plus ou moins dissemblables, mais ce n'est que pour une augmentation de lumière encore plus considérable que l'on voit nettement et isolément les points lumineux. On peut les deviner auparavant, il est vrai, comme on devine les couleurs avant qu'elles soient réellement perçues avec leur ton propre ; mais on ne doit pas s'arrêter à cette période, et il faut arriver à la perception nette et précise de chaque point isolé.

Il est assez facile d'obtenir un ensemble de trous égaux et voisins dans un papier noir et opaque, comme nous l'avons fait dans l'expérience précédente. Il suffit d'assembler en faisceau 3, 7, 13 fines aiguilles bien égales, de façon que leurs pointes soient au même niveau, et d'enfoncer de la même quantité ces pointes dans un papier convenable.

Nous pouvons dire de suite que l'éclairement nécessaire et suffisant pour la perception de la tache diffuse est d'autant plus faible qu'il y a moins de points lumineux sur le même espace. On pouvait s'attendre à ce résultat, d'après ce que nous avons dit de l'influence de la surface sur la sensibilité lumineuse.

Il en est autrement de la quantité de lumière nécessaire pour la vision nette des points ; elle ne dépend pas du nombre de ces dernières, ni de leur écartement (dans de certaines limites), mais seulement de l'étendue de chacun d'eux, et elle varie en raison inverse de cette étendue.

Chaque point se comporte donc, par rapport à la tache diffuse primitive, comme nous avons vu précédemment se comporter les petites surfaces lumineuses uniques perçues dans l'obscurité.

Mais laissons ce détail de côté, bien qu'il ait son importance, et revenons à l'expérience elle-même.

De quelque façon qu'on l'interprète, il est impossible d'y voir un simple phénomène dioptrique, car si l'on voulait admettre que le mélange apparent des points soit lié à la production d'un cercle de diffusion ou de diffraction autour de chacun d'eux sur la rétine, il faudrait que les points parussent de plus en plus grands et déformés à mesure que l'éclairage augmente, tandis que c'est le contraire qui a lieu (1).

Il s'agit là d'un fait physiologique que nous pouvons exprimer de la façon suivante : la lumière agit successivement sur deux ordres d'éléments distincts et doués de propriétés différentes ; le premier de ces éléments, celui qui répond au minimum de lumière perceptible, est à peu près certainement rétinien, il est donc plus excitable que l'autre, il possède en outre une moindre indépendance fonctionnelle, puisqu'il diffuse l'excitation sur une zone assez étendue ; le second élément exige plus de lumière pour réagir, il est moins excitable et plus indépendant ; est-il cérébral ? est-il rétinien ? Je l'ignore et ne connais aucun fait capable de trancher la question.

Influence de l'adaptation rétinienne. — Mais ce qui montre bien la distinction qui existe entre ces deux sortes d'éléments, ou, pour parler d'une façon plus rigoureuse, ce qui montre l'existence de deux processus physiologiques distincts, c'est en premier lieu la façon différente dont la sensibilité lumineuse et la sensibilité visuelle se comportent suivant l'état de l'adaptation rétinienne. Nous avons vu que le maintien de l'œil dans l'obscurité exalte la première et ne modifie pas la seconde. L'action épuisante de la lumière ne porterait donc que sur notre premier ordre

(1) Ce n'est que pour des intensités lumineuses bien plus élevées que se manifestent à la perception les phénomènes de diffusion et d'irradiation des points lumineux.

d'élément, sur ce qu'on peut appeler l'élément *pho-testésique*, et non sur le second, ou élément *visuel*.

Il ne faudrait pas prendre cette assertion dans son sens absolu ; il est bien certain qu'une lumière très vive épuise tous les éléments du nerf optique ; mais je veux dire seulement qu'une lumière modérée, telle que celle que nous avons dans nos appartements, n'influence pas d'une manière sensible l'excitabilité de l'élément visuel. En effet il faut toujours la même lumière pour percevoir *nettement et distinctement* (j'insiste sur ces deux conditions, car j'ai déjà dit qu'on commence par percevoir les points d'une façon plus ou moins diffuse) les différents points de l'objet, que l'œil ait été tenu dans l'obscurité ou fatigué par le jour.

Influence de la couleur. — Voici un autre ordre de faits qui vient à l'appui de cette distinction.

On peut, en conservant à l'expérience sa forme saisissante, c'est à dire en prenant pour objet un groupe de petits points égaux et rapprochés, se proposer de déterminer successivement l'éclairement correspondant à la production de la tache lumineuse diffuse et l'éclairement nécessaire à la perception nette et distincte des différents points. Le premier étant plus petit que le second, prenons le rapport de celui-ci à celui-là ; nous devons avoir un nombre supérieur à l'unité, et un nombre constant pour une même adaptation rétinienne. Or, on trouve que ce rapport n'est pas le même en réalité pour les différentes lumières simples, et qu'il est d'autant plus grand que la couleur de l'objet est plus réfrangible.

On se rappelle que nous avons trouvé un fait analogue pour la perception des couleurs, lesquelles se montrent en premier lieu comme lumière incolore et ne fournissent de sensation chromatique que pour un éclairement plus élevé, et d'autant plus élevé que la couleur essayée est plus réfrangible.

Le processus photestésique (sensation lumineuse brute) et le processus visuel (perception nette et distincte) répondent donc à des excitations qui d'une part sont différentes et qui d'autre part varient d'une façon différente suivant la couleur. Ou, si l'on veut, l'excitabilité de l'élément photestésique et celle de l'élément visuel s'écartent d'autant plus l'une de l'autre que l'on opère avec des couleurs simples plus rapprochées de l'extrémité bleu-violette du spectre.

Je citerai comme exemple de ce fait l'expérience suivante, prise parmi celles que j'ai relatées dans le mémoire déjà cité (*Recherches analytiques*, etc.).

Expérience : L'objet est formé par 9 petits trous de 0,42 millim. de diamètre, réunis dans un espace de 3 millimètres carrés environ.

L'œil gauche a été bandé pendant 20 minutes.

Le photoptomètre est éclairé successivement par les couleurs à étudier.

Le jaune est produit par la combustion de sel marin dans la flamme de Bunsen.

Pour le bleu et le vert, l'instrument est éclairé par la lampe à huile ordinaire avec interposition des verres déjà mentionnés.

Pour le vert, on emploie 3 verres superposés.

Pour le bleu, on superpose les 2 verres différents dont j'ai parlé précédemment et qui donnent une zone bleue très pure.

1° *Lumière verte.* — Pour obtenir la sensation lumineuse diffuse, il faut ouvrir le diaphragme de l'appareil de 4 1/2 millimètres. Pour distinguer nettement les points, il faut l'ouvrir de 16 millim. Cela correspond à des éclairages relatifs de 20 1/4 dans le premier cas, de 256 dans le second. Il faut donc 12 fois plus de lumière pour la vision nette que pour la sensation lumineuse simple;

2° *Lumière bleue.* — Il faut pour la sensation lumineuse diffuse 2 millim. d'ouverture du diaphragme et pour la vision nette 30 millimètres. Cela fait un éclairage de 4 dans le premier cas, de 900 dans le second, par conséquent 225 fois plus de lumière dans ce second cas que dans le premier;

3° Pour le jaune, j'ai fait deux déterminations, avec deux éclairages d'intensité différente.

La première fois, j'ai eu pour la sensation lumineuse une ouverture de 4 millim. 1/2, et pour la distinction des points une ouverture de 10 millimètres.

Donc, éclairage environ 5 fois plus fort dans le second cas que dans le premier.

Dans la seconde détermination j'ai obtenu les nombre 3 et 7, 5, ce qui fait un éclairage relatif environ 6 fois plus fort pour la vision nette que pour la sensation lumineuse simple.

L'écart est donc plus fort pour le bleu (225) que pour le vert (12) et pour le vert que pour le jaune (5 et 6) (1).

Dans d'autres expériences faites comparativement avec le rouge et le jaune, j'ai obtenu un écart moindre pour le rouge, couleur moins réfrangible.

Toutes mes expériences concordent à montrer que la sensibilité visuelle réclame pour s'exercer des quantités de lumière de plus en plus fortes comparativement à la sensibilité lumineuse, à mesure que l'on opère avec des couleurs plus éloignées du rouge et plus rapprochées du bleu-violet.

Donc le processus qui correspond à la perception nette et distincte des objets lumineux (c'est ce que j'appelle sensibilité visuelle sans attacher d'importance spéciale à cette expression) est tout à fait différent de celui qui produit la simple sensation lumineuse indéterminée (sensibilité lumineuse).

On se rappelle que nous avons trouvé des faits

____

(1) L'écart, pour une même couleur et une même adaptation, est évidemment d'autant plus grand que les points sont plus nombreux sur un même espace, c'est à dire que leur densité est plus considérable.

analogues à propos de la distinction entre la sensibilité lumineuse et la perception des couleurs.

Y a-t-il trois processus visuels ? — Est-il donc nécessaire d'admettre trois processus visuels distincts ou trois ordres d'éléments différemment excitables ? Ou bien peut-on opérer une réduction sur ce chiffre, et alors comment rendre compte des trois genres d'opérations physiologiques que nous avons examinées ?

Pour répondre à cette question, nous disposons de plusieurs ordres de faits.

En premier lieu, si la fonction chromatique se distingue de la fonction photestésique et celle-ci de la fonction visuelle, la première et la dernière se rapprochent l'une de l'autre par plusieurs analogies : d'abord le peu d'influence (influence sensiblement nulle dans les conditions de mes expériences) qu'exerce l'état d'adaptation lumineuse de la rétine sur l'une comme sur l'autre, tandis que la sensibilité lumineuse est au contraire sous la dépendance immédiate de cette adaptation ; ensuite les variations de même sens que subissent l'excitabilité chromatique et l'excitabilité visuelle suivant l'espèce de couleur employée.

On peut aller plus loin et montrer que ces variations sont non seulement de même sens mais s'exercent proportionnellement sur l'une et sur l'autre des deux fonctions considérées.

Présentons toujours à l'œil au fond du tube oculaire

de notre photoptomètre notre groupe de petits points lumineux égaux et rapprochés. Si nous les éclairons avec une couleur simple, et que nous augmentions leur éclairement à partir de zéro, la première impression sera, nous le savons, celle d'une tache diffuse et incolore ; plus tard nous percevrons la couleur sans avoir une notion nette de la forme des points ; celle-ci ne se manifestera que pour un éclairement encore un peu plus grand.

La couleur est donc perçue avant la forme pour une lumière simple ; avec des lumières composées, la couleur est perçue d'autant plus tard que la lumière est plus blanchâtre, elle peut donc être perçue beaucoup plus tard que la forme.

Mais, pour conserver des conditions expérimentales précises, servons-nous seulement de lumières monochromatiques.

Voici donc trois sortes de minimum perceptible à considérer, suivant l'espèce de perception considérée : minimum lumineux, minimum chromatique, minimum visuel, qu'il est facile de comparer l'un à l'autre en prenant le rapport des quantités de lumières qui les caractérisent ; facile, dis-je, du moins en théorie, car l'expérience exige une foule de précautions fort délicates sur lesquelles je n'ai pas à m'étendre.

Nous savons que le minimum chromatique s'écarte de plus en plus du minimum lumineux à mesure que l'on opère avec des rayons plus réfrangibles ; nous savons que le minimum visuel se comporte de même à l'égard du minimum lumineux. Mais s'écarte-t-il également et dans le même sens du minimum chromatique ? Non, ces deux quantités varient ensemble et proportionnellement l'une à l'autre.

Prenons encore comme exemple l'une de nos expériences :

Expérience. — Un spectre solaire prismatique a été produit sur une longueur d'environ 12 centimètres ; on l'a fait passer par bandes de 5 millimètres sur la face postérieure du photoptomètre, et l'on a déterminé comme précédemment le rapport entre le minimum chromatique et le minimum visuel ; l'objet comprenait 7 points de 0,6 millim. de diamètre, groupés dans un espace de 9 millimètres carrés environ.

Nous indiquerons successivement pour chaque couleur l'ouverture du diaphragme correspondant à la perception de cette couleur et celle qui correspond à la distinction nette des points, puis nous calculerons le rapport de ces deux ouvertures.

	Perception couleur.	Vision nette.	Rapport.
Rouge spectral	14^{mm}	27^{mm}	1,93
Jaune	8	15	1,88
Vert	10	18	1,8
Vert-Bleu	10	18	1,8
Bleu	12	22	1,83
Violet	16	29,5	1,84
Rouge	5,5	10	1,82

(Ces nombres ne sont comparables que pour une même couleur et non d'une couleur à l'autre, la fente du porte-lumière ayant été modifiée suivant les besoins, pour rester dans les limites de sensibilité de l'appareil).

Si donc il est vrai que le minimum chromatique et le minimum visuel varient tous les deux comparativement au minimum lumineux, il est prouvé par l'ensemble de mes expériences concordantes que ces deux quantités varient ensemble et proportionnellement l'une à l'autre.

Les éléments de la vision nette sont-ils les mêmes que ceux de la perception des couleurs ? — Dirons-nous que les éléments percepteurs des couleurs et les éléments de la vision nette sont les mêmes ou au moins de même nature, et que tous deux sont tout à fait distincts des éléments de la vision brute, que je nomme photestésiques ? C'est la conception que présente M. Parinaud en se basant sur des considérations de pathologie. Elle peut se soutenir, à condition de ne pas vouloir localiser à outrance et de ne pas oublier qu'il s'agit ici d'une simple vue théorique.

Cependant voici des faits qui m'ont engagé à envisager autrement les phénomènes précédents :

Sensibilité visuelle centrale et périphérique. — La distribution de la sensibilité visuelle sur l'étendue de la rétine n'est pas la même que celle de la perception des couleurs ; celle-ci, nous l'avons vu, décroît régulièrement et avec uniformité du centre à la périphérie ; la sensibilité visuelle décroît également, mais beaucoup plus vite, de sorte que les parties centrales sont beaucoup plus favorisées que les autres.

J'en prendrai pour exemple une des expériences consignées dans ma thèse ; dans cette expérience on a recherché sur un méridien de la rétine à quelle distance maximum on pouvait, pour différentes positions dans le champ visuel, distinguer les uns des autres 9 petits carrés noirs sur fond blanc ; ces carrés avaient chacun $1^{mm},6$ de côté, et étaient associés en carré de façon à être séparés les uns des autres par un intervalle blanc égal à leur largeur.

En éloignant l'objet, on diminue l'image rétinienne, et j'ai prouvé d'autre part (1) que la quantité de lumière nécessaire pour distinguer des points noirs sur fond blanc, varie en sens inverse de leur surface, quoique moins vite que cette dernière. Donc, à éclairement égal, la visibilité de ces points noirs est d'autant plus grande que leur image rétinienne est plus étendue. Or l'étendue des images rétiniennes varie en raison inverse du carré de la distance ; la visibilité varie donc en sens inverse de la distance, mais plus vite qu'elle. On peut dire encore que l'acuité visuelle varie suivant la distance, mais plus vite que cette dernière. A une distance double cor-

____

(1) *Recherches sur la distinction des points noirs sur fond blanc* (*Archives d'ophthalmologie*, mai-juin 1884).

respond une acuité visuelle plus que double, mais cependant moins que quadruple.

Ceci posé, voici à quelle distance l'œil droit emmétrope du Dr Landolt a distingué les points dans le méridien interne du champ visuel. Je choisis à dessein cet exemple parce qu'il est plus probant que les

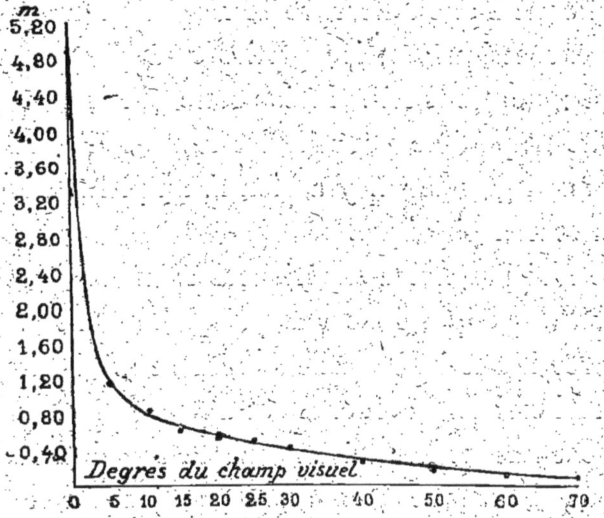

Fig. 12. — Acuité visuelle des parties centrales et excentriques de la rétine.

chiffres fournis par mes yeux myopes et armés de lunettes.

Au centre (0°) les points étaient distingués à 5^m,20
à   5°   —   —   1^m,16
    10°   —   —   0^m,92
    15°   —   —   0^m,67
    20°   —   —   0^m,57
    25°   —   —   0^m,48
    30°   —   —   0^m,42

à   40° les points étaient distingués à 0^m,27
     50°   —   —   0^m,16
     68°   —   —   0^m,11
     70°   —   —   0^m,08

Ces chiffres sont reproduits dans la figure 12.

On a attribué cette infériorité de la périphérie rétinienne à une différence de réfraction entre les parties excentriques et les parties centrales du système dioptrique de l'œil. Mais cette différence est en réalité trop faible pour rendre compte d'une infériorité aussi grande ; il y a bien là un phénomène rétinien et non physique.

Je n'ai pas fait d'expériences systématiques sur la visibilité périphérique des points lumineux mesurée d'après la méthode de l'éclairement minimum ; mais les recherches précédentes et d'autres citées dans ma thèse suffisent à montrer que la sensibilité visuelle existe, bien que très atténuée, jusqu'aux limites générales du champ visuel, mais qu'elle est presque concentrée au voisinage du point de fixation, qu'elle tombe ensuite très vite pour décroître finalement avec régularité jusqu'à la périphérie de la rétine.

Cette fonction ne se comporte donc pas de la même manière que la perception des couleurs, dont le taux de variation sur l'étendue de la rétine est plus lent et plus uniforme.

Mais voici un fait plus décisif :

On a vu que la perception des couleurs est très

faible au centre même de la rétine, dans une petite région très étroite autour du point de fixation. Aux alentours immédiats de cette petite région elle atteint son maximum de délicatesse. Nous savons qu'il en est ainsi pour la sensibilité lumineuse. On peut se demander même si ces deux fonctions existent dans la fovea autrement que par le phénomène de la diffusion nerveuse provoquée sur les parties voisines.

La sensibilité visuelle étudiée avec le photoptomètre d'après la méthode indiquée plus haut, présente au contraire au point de fixation même sa valeur la plus élevée.

D'après tout cela, il est évident que la sensibilité chromatique ne varie pas parallèlement à la sensibilité visuelle et ne siège pas dans les mêmes éléments.

On voit plutôt qu'elle n'existe que là où s'exercent en même temps et la sensibilité lumineuse et la sensibilité visuelle, et qu'en outre elle subit sur l'étendue de la rétine des variations correspondant assez bien à la moyenne de celles de ces deux fonctions.

Conditions de la notion de couleur. — Nous en conclurons que le concours de la fonction photestésique et de la fonction visuelle, ou, si l'on veut localiser, le concours des éléments photestésiques et des éléments visuels, est nécessaire pour la production de la sensation de couleur ; et nous pourrons même admettre que cette dernière n'est que la notion de la différence d'excitabilité de ces deux sortes d'éléments, lesquels, nous l'avons vu, réagissent différemment suivant l'espèce des rayons qui agissent sur eux.

La couleur est donc un fait physiologique dû à l'existence simultanée de deux impressions distinctes produites dans l'appareil visuel par les rayons lumineux, impressions dont chacune présente son mode de variation propre suivant la nature de ces rayons (1).

Veut-on aller plus loin et se faire une idée plus précise de ces phénomènes, on entre dans le domaine de l'hypothèse. Ce domaine n'est pas interdit à la science, à condition de bien connaître et de nettement préciser sa limite. En ouvrant le chapitre qui suit, nous ne quitterons que pour un instant le champ de l'expérimentation immédiate, sur lequel nous nous sommes rigoureusement maintenu jusqu'à présent.

(1) *Académie des sciences*, 26 mars et 9 avril 1883.

CHAPITRE XII

VUES THÉORIQUES

Éléments photestésiques et éléments visuels. — La couleur est due à l'activité simultanée des deux sortes
d'éléments. — Nature des deux processus de la vue. —
Distribution des deux sensibilités dans le spectre. —
Action de la lumière sur les éléments visuels. — Action
sur les éléments photestésiques. — Sensations visuelles
et sensations photestésiques isolées. — Deux sortes de
vibrations dans le nerf optique. — Superposition des
deux sortes de vibrations. — Exemples. — Série des
couleurs ; leur mélange. — Couleurs complémentaires.
— Couleurs complexes. — Blanc et noir. — Contraste.
— Vision des couleurs chez les animaux. — Rayons
actifs dans le spectre.

Éléments photestésiques et éléments visuels. — Comment nous expliquerons-nous que la notion de couleur puisse sortir du conflit de deux processus physiologiques produits par la lumière ?

On peut admettre que l'appareil rétinien (rétine et
centres encéphaliques) contient deux sortes d'éléments distincts, fonctionnant simultanément, les éléments photestésiques, instruments d'une fonction
rudimentaire, diffuse, mal localisée, percepteurs de
la lumière incolore, fournissant le fonds commun de
nos sensations optiques, et les éléments visuels, plus

spécialisés, mieux isolés les uns des autres, servant aux perceptions distinctes.

Ces deux sortes d'éléments sont-ils simplement juxtaposés et entremêlés sur une même surface ? Font-ils partie d'une chaîne nerveuse continue ? Sont-ils tous deux rétiniens, ou l'un d'eux au moins ne siège-t-il pas dans le cerveau ? C'est ce que j'ignore ; mais ce qu'il est impossible de refuser, c'est qu'ils soient reliés les uns aux autres par des intermédiaires nerveux plus ou moins directs, et qu'ils aboutissent à un élément récepteur commun ou à un centre nerveux chargé de recevoir leurs excitations simultanées, de les comparer et de les élaborer : cet élément ou ce centre commun paraît même siéger dans le cerveau ; la pathologie nous montre en effet que tous les troubles de la perception des couleurs, ou à peu près tous, ont une origine cérébrale.

Mais, sans nous attacher à ce point de vue de la question, on peut concevoir que la notion de couleur résulte du fonctionnement simultané de nos deux sortes d'éléments et correspond à la notion de leur différence d'excitabilité.

Tant qu'une seule espèce d'éléments fonctionne, il a la notion du plus ou du moins, mais pas celle de la qualité de la lumière ; mais l'excitation devient-elle assez forte pour agir aussi sur la seconde espèce d'éléments, il y a, outre la nouvelle notion du plus ou du moins, spéciale à celle-ci, une autre sorte d'impression, celle d'une action commune aux deux éléments, mais *différant d'intensité relative suivant l'espèce de lumière.*

La couleur est due à l'activité simultanée des deux sortes d'éléments. — La couleur serait donc, soit une perception différentielle tenant à la notion d'une différence d'excitation des éléments photestésiques et des éléments visuels, soit une sensation résultante, fournie par la coexistence, l'addition de deux impressions spéciales sur une même chaîne nerveuse, impressions pouvant ou se gêner ou se favoriser, mais se modifiant toujours l'une par l'autre. Nous verrons plus tard à préciser ce point.

Quoi qu'il en soit, il est déjà bien prouvé que la couleur peut se définir autrement que par une simple impression subjective, spéciale, non analysable, puisque, abstraction faite de la sensation particulière qu'elle nous procure, chaque couleur peut se manifester, se caractériser par un simple rapport d'intensités lumineuses.

Nous l'avions vu une première fois en comparant la perception photestésique simple à la distinction visuelle proprement dite, puisque le rapport des intensités lumineuses nécessaires à ces deux fonctions dépend de la position de la lumière excitatrice dans le spectre.

Nous le voyons une fois de plus dans le fait suivant que j'avais prévu d'avance et que j'ai établi expérimentalement. Si, à l'aide d'une méthode que je décrirai plus tard (voir le chapitre suivant), on projette sur une surface éclairée par une lumière incolore d'intensité quelconque une couleur simple d'éclairement variable, et si l'on détermine le minimum d'intensité qu'il faut donner à cette couleur pour la faire distinguer du fond incolore, on trouve ceci : plus la couleur est réfrangible, plus elle doit être intense. En outre, l'œil perçoit la lumière au moment même où il saisit une différence d'intensité par rapport au fond blanc ; lorsque l'œil distingue au centre de la surface blanche un objet plus éclairé, ce n'est pas simplement un objet plus éclairé, mais en même temps et par la même notion un objet *coloré*. On peut donc légitimement assimiler ces deux termes : intensité apparente par rapport au fond blanc commun, et sensation spécifique de couleur.

Revenons aux deux processus physiologiques produits dans l'œil par la lumière. Peut-on savoir quelque chose au sujet de leur nature ?

Nature des deux processus de la vue. — On sait que la lumière produit des effets de deux ordres. J'ai déjà insisté là-dessus dans le deuxième chapitre de la première partie de cet ouvrage.

Elle agit en premier lieu d'après sa force vive absolue, son énergie propre, laquelle dépend uniquement de l'amplitude de ses vibrations.

Mais en outre elle produit des effets dépendant de

sa longueur d'onde, de sa fréquence de vibration, de son rythme, de sa réfrangibilité, en un mot de sa place dans le spectre.

Ces derniers effets sont électifs, c'est à dire sont plus forts pour certains rayons que pour d'autres. De plus, ils peuvent très bien être plus grands que l'énergie lumineuse mise en œuvre, si la lumière agit comme force de dégagement en provoquant simplement, comme dans la plupart des actions photochimiques, le dégagement d'une certaine quantité d'énergie potentielle accumulée.

Or, nous trouvons dans l'œil une substance susceptible de subir une telle action, c'est le pourpre visuel ou l'érythropsine.

Il y a longtemps que j'ai émis pour la première fois l'hypothèse que la sensibilité lumineuse (fonction photestésique) s'exerçait par l'intermédiaire de cette substance : cette hypothèse est exprimée dans une note du 20 mai 1878 à l'Académie des sciences, et dans plusieurs notes ultérieures.

En effet, cette substance s'accumule dans l'obscurité et se détruit à la lumière ; on conçoit donc que l'obscurité accroisse la sensibilité lumineuse comme nous l'avons constaté, et que le grand jour l'affaiblisse.

L'érythropsine ne se trouve que dans les bâtonnets, et manque dans la tache jaune ; d'où l'infériorité manifeste de cette région sous le rapport de la sensibilité lumineuse.

La couche des bâtonnets est sensiblement partout la même ; la sensibilité lumineuse est de même à peu près uniforme sur toute la rétine.

Enfin nous savons que la lumière agit sur la sensibilité lumineuse plus facilement que sur les autres fonctions visuelles, puisqu'il suffit pour cette action d'une quantité de lumière moindre que pour les autres. Et cette action est élective, puisque les rayons les plus réfrangibles la produisent le plus facilement.

La première action de la lumière est donc très probablement photochimique et s'opère sur l'érythropsine.

Reste à définir l'autre action, celle que la lumière produit sur la sensibilité visuelle.

De ces deux actions, l'une au moins ne doit pas être proportionnelle à la force vive de la lumière, puisqu'elles ne varient pas parallèlement l'une à l'autre.

Mais comment apprécier la force vive de la lumière arrivant sur l'œil, et comment savoir si l'une des deux actions photo-physiologiques dépend exclusivement de cette force vive ?

Distribution des deux sensibilités dans le spectre. — On ne peut répondre à cette question que par une voie détournée, en comparant la distribution de l'énergie vibratoire absolue dans les différentes parties du spectre solaire, par exemple, à la distribution de la sensibilité lumineuse et de la sensibilité visuelle dans le même spectre.

Or, l'expérience m'a montré que l'action de la lumière sur la sensibilité visuelle atteignait son maximum là où les recherches des physiciens placent le maximum de l'énergie solaire absolue, c'est à dire entre la longueur d'onde $0\mu,57$ et $0\mu,58$, dans le jaune.

Quant à l'action sur la sensibilité lumineuse brute, elle atteint son maximum dans une région beaucoup plus réfrangible, dans la région verte voisine du bleu ($\lambda = 0\mu,500$).

Je renvoie à mon mémoire sur l'*inertie rétinienne et la théorie des perceptions visuelles* pour le détail de ces expériences (Archives d'ophthalmologie, mars-avril 1886). Je me contente de reproduire ici (figure 13) les courbes correspondant à la distribution de la sensibilité lumineuse et de la sensibilité visuelle dans le spectre, ou mieux dans la partie du spectre où l'expérience était réalisable avec ma méthode, entre le rouge ($\lambda = 0\mu,663$) et le bleu ($\lambda = 0\mu,440$).

Ces deux courbes ne sont pas comparables l'une à l'autre sous le rapport de l'intensité des deux fonctions qu'elles représentent ; chacune d'elles ne figure que des intensités *relatives*. On sait d'ailleurs que l'intensité lumineuse (intensité de l'action de la lumière sur la fonction photestésique) est toujours supérieure à l'intensité visuelle (action sur la sensibilité visuelle).

D'après la concordance du maximum d'intensité visuelle avec le maximum de l'énergie absolue de la lumière (déterminé récemment par M. Langley et

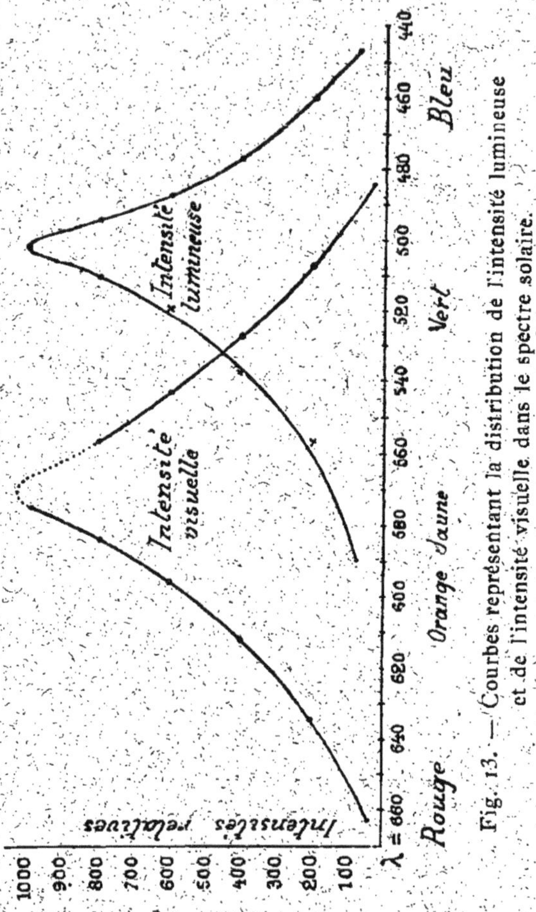

Fig. 13. — Courbes représentant la distribution de l'intensité lumineuse et de l'intensité visuelle dans le spectre solaire.

fixé vers $\lambda = 0\mu,58$), on considérera comme probable que l'action exercée par chaque lumière simple sur la sensibilité visuelle correspond à l'énergie absolue, à la force vive de cette lumière. Du reste la forme générale de la courbe de l'énergie dressée par M. Langley est très comparable (dans la partie correspondant au spectre visible) à la première courbe de la figure 1.

Quant à la courbe de l'intensité lumineuse, comme nous savons d'une part que l'excitabilité des éléments photestésiques est plus grande que celle des éléments visuels, et que d'autre part la différence d'excitabilité des uns et des autres est d'autant plus grande que les rayons considérés sont plus réfrangibles, il était facile de prévoir que son maximum se déplacerait vers le bleu.

Action de la lumière sur les éléments visuels. — Ce qui résulte de la proportionnalité qui semble exister entre l'intensité visuelle et l'énergie absolue des radiations lumineuses, c'est que dans cette fonction physiologique la lumière agit par elle-même et directement ; de même que dans les appareils thermo-électriques elle est absorbée intégralement par le noir de fumée qui les recouvre, de même elle doit être absorbée sans perte sensible et d'une façon indépendante de sa longueur d'onde par un corps analogue à ce dernier ; or, il existe dans la rétine un corps capable de jouer ce rôle d'absorbant parfait, c'est le pigment qui recouvre la membrane de Jacob et qui entoure en les séparant les uns des autres les cônes et les bâtonnets.

La lumière une fois absorbée, comment agit-elle

sur les éléments visuels, que ces éléments soient les cônes, ou les éléments beaucoup plus petits de M. Nuel ou d'autres éléments quelconques ? C'est ce qu'il est difficile de dire pour le moment.

On peut faire plusieurs suppositions : la lumière absorbée par le pigment rétinien échaufferait les éléments visuels, et on aurait alors une action plus ou moins analogue à celle qu'admet M. Preyer dans sa théorie des couleurs. Il peut aussi se produire une action comparable aux courants thermo-électriques, sous l'influence de l'inégalité de température entre le pigment et les éléments voisins moins absorbants (cônes, bâtonnets, etc.).

Quoi qu'il en soit, des oscillations, des vibrations d'une nature indéterminée se produiront dans les éléments nerveux excités par l'intermédiaire du pigment, c'est ce qui ne semble pas douteux. Or, un fait qu'il me paraît impossible de refuser, c'est que ces vibrations nerveuses doivent être semblables comme forme et comme longueur d'onde, quels que soient les rayons excitateurs. En effet, ce n'est pas le rayon qui excite, c'est le pigment, et son excitation doit être uniforme ; seule l'intensité variera en proportion de la lumière absorbée.

Par eux seuls, les éléments visuels ne donneront donc pas de sensation colorée, puisque dans celle-ci la nature même de la sensation varie indépendamment de son intensité.

Pour avoir une sensation de couleur, il faudra donc une autre excitation différente. Cette autre excitation, nous la trouvons dans l'action photestésique, je dirais volontiers photochimique, de la lumière.

Action sur les éléments photestésiques. — L'action de la lumière sur l'élément photestésique s'opère avant l'autre, ou plutôt pour une lumière moindre ; la lumière doit donc ici agir surtout comme force de dégagement ; ce qui montre qu'il en est bien ainsi, et que la lumière n'agit pas directement en raison de son énergie, mais qu'elle ne fait que mettre en liberté de l'énergie potentielle accumulée dans la rétine, c'est qu'une fois la sensation photestésique produite, il faut attendre un certain temps, toujours assez long. pour que la lumière puisse la produire de nouveau ; il faut donc qu'il se soit accumulé de nouveau une certaine quantité d'énergie potentielle.

Cette énergie a probablement, nous l'avons dit, une forme chimique : c'est probablement l'énergie chimique du rouge rétinien, de l'érythropsine et de ses dérivés, que la lumière met en liberté dans l'action photestésique.

Comme l'action visuelle proprement dite, l'action photestésique est une, très probablement ; les vibrations suscitées par la décomposition du rouge rétinien dans les éléments nerveux doivent être de même nature, c'est à dire de même forme et de même longueur d'onde, quels que soient les rayons excitateurs.

Seule, l'intensité, l'amplitude variera : elle sera plus grande, à force vive égale, pour les rayons bleus que pour les verts, pour les verts que pour les rouges ; mais l'action photestésique sera par elle-même insuffisante pour faire naître la sensation de couleur.

Sensations visuelles et sensations photestésiques isolées. — La sensation visuelle et la sensation photestésique se produisant isolément, seraient donc incolores. Il est fort possible que ces deux sensations ne soient pas absolument identiques ; il doit même en être ainsi, mais elles sont incolores. On peut produire isolément la seconde, comme nous l'avons montré, il n'y a qu'à donner à un rayon spectral quelconque une intensité trop faible pour agir sur l'élément visuel ; on a alors une sensation qu'on estime dans les premiers temps blanc-bleuâtre et qui est la même pour toutes les couleurs.

Est-il possible, d'autre part, d'isoler la sensation visuelle proprement dite, de la produire sans la sensation photestésique qui l'accompagne ? Oui, par exemple en fatiguant l'œil par une lumière blanche, d'intensité moyenne mais suffisamment forte pour abaisser l'excitabilité de l'élément photestésique au-dessous de celle de l'élément visuel. Par exemple, on sait que pour le rouge, l'écart entre le minimum lumineux et le minimum chromatique est extrêmement faible ; il augmente dans l'obscurité, mais il augmente aussi par une fatigue suffisante de l'œil, car l'élément photestésique se fatiguant bien plus que l'élément visuel, celui-ci devient alors plus excitable que le premier, et peut être mis en jeu par une lumière faible qui n'agit pas encore sur l'autre. L'expérience est plus intéressante pour le rouge, mais elle réussit tout aussi bien avec une autre couleur. Il faut seulement avoir soin de ne soumettre l'œil qu'à une excitation très modérée, pour ne pas troubler l'observation par la prépondérance des images persistantes.

On sait d'ailleurs qu'à de très hautes intensités toutes les couleurs deviennent blanches ; c'est qu'alors la sensation photestésique n'accompagne plus la sensation visuelle qui se produit seule.

Dans l'état le plus ordinaire de la vision, les deux sensations se fusionnent, et il n'y a pas de sensation qui ne soit pas quelque peu colorée.

Peut-on aller plus loin et comprendre presqu'à un certain point ce phénomène de la couleur ?

Les inductions suivantes montreront qu'il n'est pas impossible d'y arriver. Elles ont évidemment un caractère provisoire, mais pourront ouvrir une nouvelle voie de recherche.

Deux sortes de vibrations dans le nerf optique. — L'action calorifique et l'action photochimique de la lumière (puisque c'est ainsi que nous comprenons l'intervention de cet agent dans la sensibilité visuelle et dans la sensibilité photestésique) donnent chacune naissance à des vibrations ou ondulations spéciales dans les éléments nerveux.

On ne peut guère se figurer autrement que par des vibrations l'activité de ces éléments. C'est bien ainsi que fonctionnent notamment les filets nerveux du nerf acoustique. S'il en était autrement, on ne s'expliquerait pas l'harmonie que produisent les sons dont les longueurs d'onde sont dans un rapport simple. Or le processus doit être le même dans tous les nerfs, au moins dans les nerfs sensitifs.

Ces vibrations peuvent s'opérer dans la substance même de l'élément nerveux ou encore dans le milieu intermoléculaire qui contient cette substance ; on peut se les figurer d'une façon quelconque et admettre par exemple que ces vibrations soient, comme dans l'aimant du téléphone, constituées par des variations périodiques, des ondulations de l'équilibre électrique de la cellule nerveuse ou du tube nerveux.

Peu importe ; des oscillations nerveuses se produisent, et elles ont évidemment une certaine forme, une certaine amplitude et une certaine longueur (ou une certaine fréquence).

Leur forme n'est pas connue ; nous nous figurerons qu'elle est simple ou pendulaire, pour faciliter l'intelligence de ce qui va suivre.

Quant à leur longueur, elle n'est évidemment pas la même dans les éléments photestésiques et dans les éléments visuels ; ou plutôt la longueur des ondulations d'origine pigmentaire ou calorifique n'est pas la même que celle des ondulations d'origine photochimique dans l'élément commun qui les synthétise.

Ces ondulations sont-elles discordantes, c'est à dire leurs longueurs (ou inversement leurs fréquences) sont-elles entre elles dans un rapport autre qu'un rapport simple ? Cela nous semble incompatible avec la nécessité d'une vibration complexe identique à elle-même, comme celle qui se produit forcément pour une même couleur.

Nous arrivons donc à l'hypothèse de deux ordres d'ondulations *harmoniques*, c'est à dire dont l'un a des longueurs d'onde exactement multiples ou sous-multiples de l'autre ; la longueur d'onde de l'un sera, par exemple, exactement 2, 3, 4, 5... fois plus petite ou plus grande que celle de l'autre, ou encore pendant une vibration de l'ordre A, il se produira 2, 3, 4, 5... vibrations de l'ordre B.

Superposition des deux sortes de vibration. — Comment avec cela comprendre que ces deux espèces de vibration, en se superposant dans un élément commun, donnent des formes différentes suivant la couleur, et caractéristiques de cette dernière ?

En se basant sur deux faits d'expérience qui ont été déjà signalés :

En premier lieu, l'amplitude relative des deux ordres de vibration que nous appellerons pour simplifier A et B, doit varier avec la couleur. Appelons A l'ondulation photochimique et B l'ondulation pigmentaire (visuelle). Nous savons que pour une force donnée, par conséquent pour une amplitude donnée de l'ondulation B, la force ou l'amplitude de A augmente rapidement du rouge au violet ; de sorte qu'il y a pour une couleur donnée un rapport défini entre les amplitudes des ondulations composantes. La forme de l'ondulation résultante dépendra évidemment de ce rapport.

En second lieu, on se rappelle que dans le chapitre sur l'inertie de l'appareil de la sensibilité lumineuse (chapitre IX), j'ai démontré l'existence d'un *temps perdu* dans l'action de la lumière sur cet appareil, temps perdu qui varie avec la réfrangibilité de chaque couleur, et qui augmente du rouge jusqu'au violet.

Il résulte de ce fait que l'ondulation nerveuse de même longueur excitée dans les éléments photestésiques par les divers rayons spectraux *ne commence pas en même temps* : elle commence d'autant plus tard par rapport à l'arrivée de la lumière, que cette dernière est plus réfrangible.

Je rappelle en outre qu'il m'a paru exister une inertie, un temps perdu analogue dans le domaine de la sensibilité visuelle, mais temps perdu invariable suivant la couleur.

Si cela est vrai, qu'en résulte-t-il ? C'est que le début de l'ondulation nerveuse d'origine photochimique coïncide avec des *phases différentes* de l'ondulation nerveuse d'origine pigmentaire, et réciproquement ; ce qui donne naissance à des formes différentes de l'onde résultante, formes caractéristiques pour chaque couleur.

Ainsi, différence d'amplitude relative, d'une part, différence de phase, d'autre part, dans les deux ondulations composantes, voilà ce qui doit distinguer nettement les unes des autres les différentes couleurs, représentées chacune par une forme spéciale de l'ondulation résultante.

Exemples. — Donnons des exemples concrets, exemples tout à fait arbitraires, comme on le comprend.

Nous supposerons l'onde pigmentaire ou onde B la plus longue des deux. On arriverait d'ailleurs aux mêmes résultats en partant de l'hypothèse inverse.

Nous admettrons en outre que l'onde photochimique ou onde A est 3 fois plus courte, par conséquent 3 fois plus fréquente que la précédente. Le chiffre 3 n'a évidemment rien d'absolu.

Pour une première couleur qui sera, par exemple, le rouge, l'onde A et l'onde B commencent en même temps, comme les deux courbes correspondantes de la première partie de la figure 14. Leur superposition dans un élément commun donnera l'onde composée C, de même longueur que B, mais festonnée d'une manière particulière.

Pour une seconde couleur, le jaune, par exemple, l'onde A est en retard sur l'onde B de la moitié de sa longueur d'onde simple (ou de 1/6 de la longueur d'onde simple de B). De plus, cette onde A aura augmenté d'amplitude relativement à l'autre, comme cela est indiqué en son lieu sur la figure. La vibration d'ensemble aura une nouvelle forme différente de celle du rouge.

Imaginons encore un nouveau retard de A sur B égal à 1/6 de B ou à 1/2 de A, en même temps qu'un nouvel accroissement d'amplitude de A. Nous aurons une nouvelle onde composante différente des premières, et une nouvelle couleur, par exemple le vert-bleu. Ce cas est représenté en bas et à gauche dans la fig. 14.

Enfin, pour prendre un dernier exemple, augmentons encore de 1/2 longueur d'onde le retard de l'onde A ; cela donne un retard total équivalant à 3/6 ou 1/2 de la longueur de B, ou, comme l'onde A est trois fois moins longue, à 1 fois 1/2 la longueur de A. En même temps cette onde A sera encore devenue plus élevée, comme cela est indiqué en bas et à droite sur la figure. Nouvelle forme d'onde résultante et nouvelle couleur qui sera, si l'on veut, le violet.

Série des couleurs ; leur mélange. — Nous avons indiqué ce qui se passerait pour quatre couleurs prises arbitrairement, mais entre la première et la dernière il

y a place pour la série continue des couleurs spectrales, suivant la valeur du retard de l'onde A sur
l'onde B. Ce retard ne peut évidemment pas excé-
der 4/6 de B ou 2 fois la longueur d'onde simple
de A, car on retomberait sur les formes précédentes.

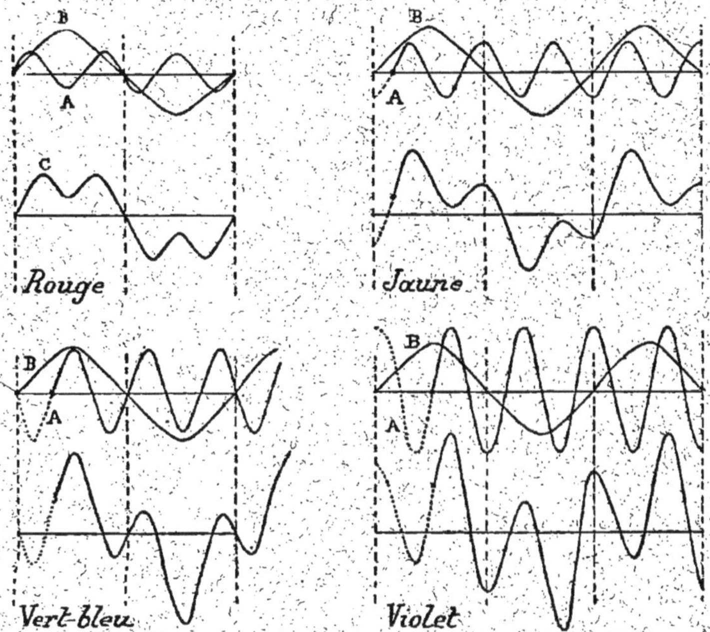

Fig. 14. — Courbes schématiques des couleurs. — A et B ondulations
composantes. C, ondulations résultantes.

Mais il peut avoir une valeur quelconque comprise
entre 0 et 4/6 de B, et chacune de ces valeurs reten-
tit sur l'onde composée produite par la superposition
de A et de B, de façon à donner à cette onde une
forme spéciale et caractéristique d'un ton spectral
donné.

Ainsi, suivant que l'on fera commencer l'onde A à des phases différentes de l'onde B, on aura des couleurs différentes. Le rouge commençant en R, par exemple, l'orangé commencerait en O, le jaune en J, le vert en V, le vert-bleu en C, le bleu en B et le violet en U. Puis en R' recommencerait une nouvelle onde rouge, etc. (Figure 15).

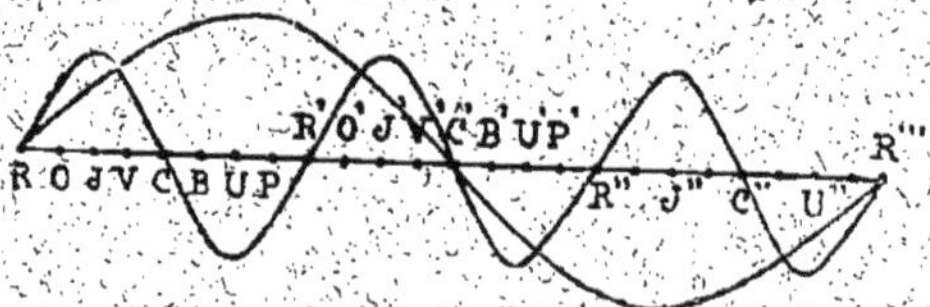

Fig. 15. — Phases relatives des ondulations composantes pour les diverses couleurs : R, commencement de la petite ondulation pour le rouge ; O, id. pour l'orangé ; J, pour le jaune ; V, vert ; C, vert bleu ; B, bleu ; U, violet ; P, pourpre ; R', nouvelle ondulation pour le rouge, etc.

On voit qu'en P il y aurait place pour une nouvelle couleur, le pourpre, résultant du mélange du violet et du rouge.

Dans cette conception, en effet, on peut obtenir facilement la couleur résultant du mélange de deux couleurs données. Les ondes B de chaque couleur sont concordantes, elles s'ajoutent en intensité ; il n'en est pas de même des ondes A, qui se produisent à des phases différentes pour deux couleurs différentes ; mais elles peuvent se composer en une seule onde A résultant de la somme algébrique des deux, et commençant à *une phase intermédiaire*. C'est ainsi que le mélange du rouge et du jaune donnera une

onde A commençant entre R et J, par conséquent
en O, dans l'orangé. Le mélange du rouge et du vert
donnerait une onde A commençant entre R et V, au
milieu de l'espace R V, donc dans la région jaune-
orangée. Et ainsi de suite.

Seulement, il y a un détail qu'il ne faut pas perdre
de vue, c'est que l'intensité de l'onde A résultante variera suivant la différence de phase : ainsi on sait
qu'entre R (rouge) et C (vert-bleu) il y a une différence de phase d'une longueur d'onde simple A
(2/6 de B). Les deux ondes A s'annuleront donc si
on mélange le rouge et le vert-bleu à intensités égales, et il ne restera plus que les deux ondes B qui se
seront ajoutées en intensité l'une à l'autre. Mais alors
l'un des deux systèmes d'onde disparaissant, la sensation d'ensemble n'aura plus le caractère de couleur.
En effet, le rouge et le vert-bleu mélangés donnent du
blanc ; ce sont, comme on dit, des couleurs *complémentaires*. De même pour l'orangé et le bleu, le vert
et le pourpre, etc.

Tous les cas possibles du mélange des couleurs
sont faciles à résoudre par l'addition algébrique des
courbes caractéristiques des couleurs composantes.

Couleurs complémentaires. — On conçoit que nous
n'entrions pas dans le détail de tous ces cas ; le cas
le plus frappant et le plus important, celui des couleurs complémentaires est, on l'a vu, très simple à
envisager d'après cette théorie. Il résulte de l'inter-

férence de deux vibrations photestésiques qui, se produisant à des phases contraires (différence de une longueur d'onde simple ou d'une demi-longueur d'onde double) s'entre-détruisent. Il en résulte la perception du blanc, grâce à la vibration visuelle qui subsiste.

Cela ne veut pas dire que l'action photochimique de la lumière sur le rouge rétinien ne se produise pas, mais seulement que les deux vibrations nerveuses correspondantes s'annulent.

L'annulation n'est complète que pour une intensité égale des deux vibrations photestésiques (ondes A) ; si l'une domine un peu, elle donne son ton au mélange, mais, comme l'amplitude résultante est faible, elle ne festonne que légèrement la vibration visuelle qui a au contraire une grande amplitude. Le mélange est alors blanchâtre avec un ton coloré plus ou moins faible.

Couleurs complexes. — A-t-on affaire à un ensemble de rayons complexes, on peut en faire deux parts : l'une composée de tous les couples de rayons complémentaires, dont les vibrations visuelles s'ajoutent, mais dont les vibrations photestésiques se détruisent par interférence ; l'autre formée par les rayons qui n'ont pas de complémentaires dans le mélange et qui donneront une résultante colorée facile à déterminer ; la vibration totale sera encore plus ou moins blanchâtre avec un ton coloré indiqué par la phase de cette résultante.

En somme, le ton de la sensation sera déterminé par les festons de la vibration résultante ; ces festons seront de forme et de phase spéciales pour un ton de couleur déterminée ; plus ils seront accusés par rapport à la vibration résultante (dont la longueur est la même que la vibration visuelle), plus le ton sera accusé, plus la couleur paraîtra saturée ; si les festons manquent tout à fait, la sensation sera parfaitement blanche ou plutôt incolore. Quant à l'intensité de la sensation, elle correspond à l'amplitude de la vibration totale.

Blanc et noir. — J'ai indiqué le blanc de l'incolore ; pourquoi ? Parce qu'à la sensation d'origine rétinienne que nous avons analysée jusqu'à présent peut se superposer une sensation d'origine non déterminée qui lui donne alors un ton plus ou moins grisâtre : je veux parler de la sensation de *noir*.

Le noir n'est pas simplement l'absence de lumière : la rétine peut être excitée en l'absence de rayons extérieurs, mécaniquement ou par des causes internes, et elle donne alors une sensation lumineuse ou colorée. Mais il est vrai de dire que le noir se produit surtout pendant l'obscurité. C'est une sensation très réelle, très positive, mais tout à fait différente des précédentes, auxquelles elle ne fait que s'ajouter sans modifier leur nature. On pourrait la définir comme la sensation organique de l'œil au repos. Elle ne disparaît pas par le fait de l'excitation lumineuse du nerf optique, mais, n'augmentant pas d'intensité quand la sensation lumineuse devient plus forte, elle finit par la laisser devenir prédominante et par s'effacer devant elle.

De même les sensations organiques ou internes que nous procurent les différentes parties de notre corps deviennent prédominantes dans le repos de la sensibilité objective et s'effacent au contraire en présence des excitations sensorielles plus ou moins intenses.

Contraste. — Resterait à rendre compte des sensations de contraste. Il me paraît qu'elles seraient assez faciles à expliquer dans l'hypothèse précédente. Seulement n'oublions pas qu'il s'agit ici d'idées tout à fait théoriques, que l'expérience pourra venir modifier à son gré.

Je laisse de côté le contraste successif, qui se rattache à un groupe de phénomènes fort complexes et insuffisamment étudiés, comprenant les images consécutives, la persistance et les modifications successives des impressions visuelles, l'influence de nouvelles excitations sur les impressions persistant dans l'œil, etc.

Mais voici un fait très général, très facile à définir et à observer, le contraste simultané. Pouvons-nous l'expliquer ?

On sait en quoi il consiste : un objet coloré étant fixé par l'œil, ses alentours semblent revêtus à un degré plus ou moins grand de la teinte complémentaire. Cette teinte existe même lorsque l'objet lumineux est entouré d'un fond complètement obscur.

Cette dernière circonstance est remarquable, et aucune théorie n'a pu rendre compte d'une façon satisfaisante de cette production apparente de couleur dans un champ réellement privé de lumière. On peut déduire au contraire de notre hypothèse ondulatoire plusieurs explications du fait, parmi lesquelles la suivante :

Admettons que les ondulations produites par la lumière dans l'appareil visuel consistent en des variations périodiques de l'équilibre électrique de la substance nerveuse ; comme toute variation électrique donne naissance à une variation induite dans les milieux voisins, les éléments nerveux qui entourent les éléments excités subiront ces phénomènes d'induction. Or, dans le cas présent, les variations induites auront une forme ondulatoire comme les variations inductrices.

Toute ondulation née dans un élément nerveux provoque donc, dans cette hypothèse, une ondulation de forme analogue dans les éléments voisins. Seulement, l'ondulation primitive étant double, donnera naissance à une double ondulation induite dont les phases relatives ne seront plus les mêmes.

En effet, d'après les lois de l'induction, chaque vibration simple donne lieu à une vibration induite de forme identique, mais qui peut être considérée comme en retard d'une demi-longueur d'onde simple par rapport à la première.

Appliquons cette règle à un exemple. Soit une couleur inductrice (ce sera le rouge) correspondant aux deux courbes A et B de la figure 16. L'onde A commence en même temps que l'onde B. Mais l'onde A donne lieu à l'onde induite C, et l'onde B à l'onde

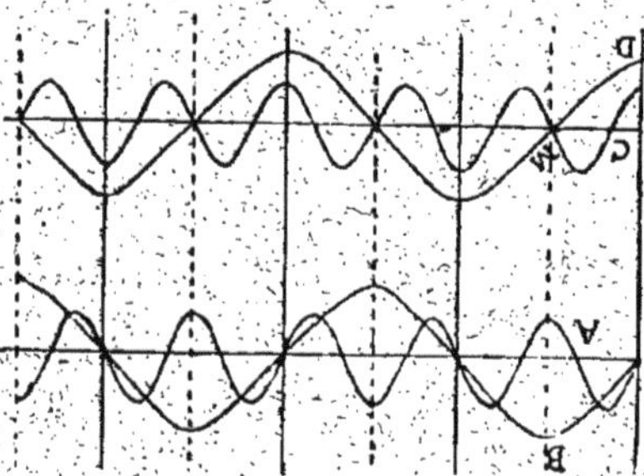

Fig. 16. — Couleurs induites.

induite D. Or, on voit que le début de C ne correspond plus au début de D, mais à la phase contraire. Or, cette circonstance caractérise la couleur *complémentaire* de la précédente, et dans l'exemple actuel, c'est le vert-bleu qui résultera de la superposition des deux ondes induites C et D. Un objet jaune donnerait naissance à une teinte violette de l'espace voisin, et ainsi de suite ; en un mot, l'induction électrique produit dans les éléments cérébraux voisins une ondulation composée ayant justement la forme caractéristique de l'ondulation complémentaire de celle qui siège dans les éléments directement excités.

Il faut, je dois le dire, une condition expresse à cette production d'une ondulation complémentaire, c'est que la longueur de l'onde B soit ou 3, ou 7, ou 11, ou 15... fois plus grande que celle de l'onde A. Si le rapport de ces deux longueurs d'onde était différent, le changement de phase relative amené par l'induction aurait une autre valeur et ne correspondrait plus à une couleur complémentaire.

Mais en voilà assez, je pense, pour montrer le parti qu'on peut tirer de l'hypothèse que j'ai développée dans ce chapitre. Je tiens à bien insister sur ce point, que l'hypothèse en question n'est rien autre chose qu'une vue d'ensemble, un schéma destiné à relier d'une façon logique les divers faits expérimentaux exposés précédemment. Les éléments en sont purement arbitraires et ne seront fixés que par les faits nouveaux qui se produiront dans l'avenir.

Vision des couleurs chez les animaux. — On peut se demander, en se plaçant au point de vue de la physiologie générale, si les deux modes de vision que j'ai dissociés chez l'homme existent simultanément chez beaucoup d'animaux. Ceux qui les posséderaient ensemble pourraient, comme nous, percevoir les couleurs. Mais il y en a probablement un plus grand nombre qui n'ont que l'une ou l'autre sorte d'éléments ; ceux-ci ne pourront évidemment, si la théorie précédente est vraie, que percevoir les différences d'intensité et non de qualité de la lumière.

Il est de fait que le rouge rétinien de Boll, auquel se rattache vraisemblablement chez nous la sensibilité photestésique, manque chez un certain nombre d'animaux ; c'est donc chez eux qu'il semblerait convenir d'étudier l'autre mode de vision, celui qui correspond à notre sensibilité visuelle proprement dite.

Quoi qu'il en soit, il résulte naturellement de la plus grande intensité de la sensibilité photestésique (laquelle nécessite moins de lumière que l'autre) et de son amélioration par l'obscurité, que les yeux qui la possèdent fonctionnent à une lumière insuffisante pour impressionner les autres, et sont par suite mieux doués pour la vision nocturne ou plutôt crépusculaire.

Rayons actifs dans le spectre. — Un autre point intéressant est le suivant : les rayons solaires qui agissent sur les deux modes d'éléments sont-ils identiquement les mêmes, ou plutôt ont-ils dans le spectre les mêmes limites ? Il semble que la zone des rayons qui agissent sur les éléments photestésiques soit plus étendue que celle des rayons agissant sur les éléments visuels. On sait en effet que l'œil perçoit quelque peu les rayons ultra-violets, surtout, d'après M. de Chardonnet, l'œil privé de cristallin ; or, ces rayons se montrent peu ou point colorés. Ne serait-ce pas parce qu'ils sont peu ou point actifs sur l'un ou

l'autre de nos éléments, par exemple sur l'élément visuel ?

Voilà tout autant de questions qui se posent d'elles-mêmes à la suite de nos expériences. Il y en a
d'autres encore qui pourront attirer l'attention, notamment celle de savoir si les deux processus visuels
dont j'ai parlé sont les seuls qui répondent à tous les
modes de vision et s'il n'en existe pas d'autres dans
certains yeux et pour certaines espèces.

Mais laissons ces différents problèmes et revenons
maintenant d'une façon définitive à l'expérience directe, en nous préoccupant de savoir ce que deviennent les sensations d'origine visuelle, à mesure que
s'accroît l'intensité de la lumière qui les a créées.

CHAPITRE XIII

Accroissement de la sensation lumineuse. — Loi psycho-
physique. — Y a-t-il une constante différentielle ? —
Méthode nouvelle. — Photoptomètre différentiel. —
Points à étudier.

Accroissement de la sensation lumineuse. — Nous
avons assisté à la naissance de la sensation lumineuse ; nous l'avons suivie jusqu'au moment où elle
change de caractère pour devenir colorée, et même
un peu plus loin. Elle va maintenant devenir de plus
en plus forte à mesure que s'accroîtra l'intensité de
la lumière excitatrice. Mais, chose importante, cet
accroissement ne se fera pas d'une façon parallèle pour
la sensation et pour l'excitation ; la première augmentera beaucoup plus lentement que la seconde et aucune loi simple ne pourra exprimer la relation existant
entre l'une et l'autre. De savants esprits ont pensé
autrement, et tout le monde connaît la loi psycho-
physique émise par Weber et Fechner et étudiée
depuis surtout par Hering et par Delbœuf au point de

vue général, par Aubert et par Helmholtz au point de vue spécial des sensations lumineuses.

Loi psycho-physique. — D'après la loi psycho-physique, la sensation croîtrait comme le logarithme de l'excitation ; cela revient à dire que pour que la sensation augmente de quantités égales (ou suivant une progression arithmétique), il faut que l'excitation extérieure croisse de quantités toujours proportionnelles à cette excitation même (suivant une progression géométrique).

De là la formule connue : on ne perçoit que des rapports, et non des réalités.

Je renvoie à l'exposé de M. Ribot (1) et surtout au remarquable ouvrage de M. Delbœuf sur la sensibilité (2) pour une étude plus complète de cette question. Je ne parle ici de cette fameuse formule qu'en tant qu'elle se rattache aux expériences que j'ai faites sur l'intensité des sensations de l'appareil visuel.

La loi psycho-physique se base sur un prétendu fait expérimental qui est le suivant : il existe pour chaque ordre de sensations une *constante différentielle*, c'est à dire que pour passer d'une sensation donnée à la sensation immédiatement plus forte, il faut augmenter l'excitation d'une fraction constante de sa valeur.

Ainsi, soit la sensation produite par 100 unités de

(1) Ribot. *La psychologie allemande contemporaine.* 1879.
(2) Delbœuf. *Éléments de psycho-physique générale et spéciale.*

lumière ; pour produire la plus petite augmentation perceptible de cette sensation, il faut ajouter 1 unité de lumière, par conséquent augmenter l'excitation de 1/100 de sa valeur. Cette fraction 1/100, que nous appellerons fraction différentielle (parce qu'elle exprime la plus petite différence de lumière perceptible) serait constante, et par exemple en employant 1000 unités de lumière il faudrait 10 unités nouvelles (et non plus seulement une unité) pour accroître d'un degré la sensation ; avec une lumière de 10 unités seulement, il suffirait d'une augmentation de 0,1 (un dixième d'unité). Et ainsi de suite.

Y a-t-il une constante différentielle ? — Il y a donc une question préalable à résoudre avant d'aller plus loin : la fraction différentielle est-elle réellement constante en ce qui concerne le sens de la vue ? Aux expériences affirmatives de Bouguer, Masson, Fechner et autres, Helmholtz et Aubert ont répondu, le premier, que cette constante n'existait que pour des excitations d'intensités moyennes, ni trop faibles, ni trop fortes, le second, que la fraction différentielle présentait toujours des valeurs variables suivant celles de l'excitation primitive.

Dans toutes les expériences faites sur cette question d'après la méthode des plus petites différences perceptibles (la seule directe et rigoureuse), on a uniquement employé comme instrument les disques rotatifs basés sur la persistance des impressions lumineuses. Si, sur un disque blanc susceptible de tourner très rapidement autour de son centre, on fixe un secteur noir d'étendue variable, ce secteur en tournant trace sur le cercle blanc un anneau plus sombre, sur lequel l'intensité lumineuse a diminué en proportion de l'étendue relative du secteur noir. L'expérience peut être variée de mille manières, et d'après ce principe on peut résoudre tous les problèmes d'intensités relatives et de mélange des lumières.

Au point de vue physique la méthode est bonne ; il n'en est pas de même au point de vue physiologique. En premier lieu elle nécessite trop de tâtonnements ; pour arriver à un seul résultat il faut mettre le disque en mouvement et l'arrêter un grand nombre de fois, en modifiant chaque fois l'étendue du secteur additionnel ; l'attention du sujet se fatigue ou tout au moins se modifie pendant la longue durée de ces recherches. Cette longue durée doit encore inspirer des doutes sur la question de savoir si la source extérieure d'éclairage du disque est constamment comparable à elle-même. En outre, on ne tient aucun compte de l'état de l'adaptation rétinienne, qui doit varier d'une façon incessante. Le papillotement des secteurs, inévitable à certains moments, est du reste une cause spéciale de fatigue de l'œil. Je n'épuise pas la série entière des objections, les précédentes suffisent à montrer que les résultats obtenus précédemment ne méritent qu'une confiance relative.

Méthode nouvelle. Photoptomètre différentiel. — J'ai employé une méthode différente, méthode tout à fait directe, rapide et n'exigeant de l'œil à chaque détermination que quelques secondes d'attention.

En effet, au photoptomètre déjà décrit au chapitre III et permettant de régler l'intensité lumineuse d'une surface de forme quelconque, j'ai annexé un dispositif supplémentaire permettant d'éclairer à des degrés variables le disque de papier ou de verre dépoli sur lequel la surface lumineuse précédente doit se détacher.

L'instrument ainsi modifié peut se nommer *photoptomètre différentiel*. Je dois en dire ici quelques mots (1).

Enlevons le tube oculaire à l'entrée duquel on regarde dans le photoptomètre simple que nous avons employé jusqu'ici. On rencontre un disque plan de 5 centimètres de rayon à peu près, disque blanc et translucide, en papier ou en verre dépoli convena-

(1) J'avais imaginé en 1877 un premier instrument différentiel ne se distinguant de mon photoptomètre simple que par la constitution du diaphragme destiné à recouvrir plus ou moins la lentille. Ce diaphragme, en effet, au lieu d'être formé par une lame opaque, comprenait deux prismes de verre de petit angle et d'égale force accolés par leurs sommets et pouvant se mouvoir simultanément devant la lentille. La ligne de contact des deux prismes étant verticale et placée vis-à-vis du centre de la lentille, la moitié des rayons qui ont traversé cette dernière est déviée à gauche par le prisme de gauche, l'autre moitié est déviée à droite par le prisme de droite, et, pour un choix convenable des deux prismes, il se forme deux images réelles et contiguës de l'objet, images égales en intensité. Déplace-t-on vers la gauche le système des deux prismes, le prisme de droite empiète de plus en plus sur la lentille, c'est le contraire pour celui de gauche ; l'image de gauche reçoit moins de rayons et est

blement choisi. Ce disque est éclairé par derrière, au moyen du tube à lentilles et à diaphragme graduateur. Mais généralement, on n'éclaire pas toute la surface du disque ; on place derrière lui une feuille de papier noir et opaque, ayant la même forme et les mêmes dimensions, et au centre de laquelle on a découpé une ouverture simple ou multiple, ronde ou carrée, correspondant en un mot à la partie du disque blanc que l'on veut éclairer.

Mais ce disque blanc, au lieu d'être placé dans un espace complétement obscur comme le tube oculaire de l'appareil, peut être éclairé sur sa partie antérieure d'une manière uniforme et à des degrés divers par le mécanisme suivant :

Un nouveau tube oculaire de même longueur que le précédent s'adapte au tube graduateur ; seulement il n'a pas la même forme, et se termine postérieurement par une boîte carrée indiquée en C sur la figure 17 A. Cette boîte contient, suivant la diago-

moins éclairée que celle de droite, dans une proportion facile à calculer. L'inverse se produit si l'on déplace le système vers la droite. On peut donc obtenir deux images lumineuses contiguës égales ou inégales en intensité et déterminer très simplement leur éclairement relatif. (Voyez *Comptes rendus de la Société de Biologie*, 17 février 1877, et une description avec figures dans le *Traité d'ophthalmologie* de Wecker et Landolt, 1879, t. I, p. 531). J'ai abandonné depuis cette disposition pour celle que je décris dans le texte, et qui est plus sensible ; mais elle peut rendre des services dans certains cas ; Von Kries, par exemple, l'a utilisée dans son appareil pour le mélange des couleurs. M. Cornu, sans connaître les publications précédentes a, de son côté, imaginé une disposition analogue pour certains de ses appareils photométriques.

L'instrument actuel a été décrit dans les *Archives d'ophthalmologie* en septembre 1882.

nale VV", une surface à la fois réfléchissante et transparente (en réalité 3 lames de verre planes superposées), surface verticale mais faisant un angle de 45 degrés avec l'axe de l'appareil. Supposons le côté droit de cette boîte ouvert au dehors vis-à-vis d'une lumière quelconque. Cette lumière tombera sur la glace à 45° et se réfléchira à angle droit suivant la longueur de l'instrument de façon à tomber

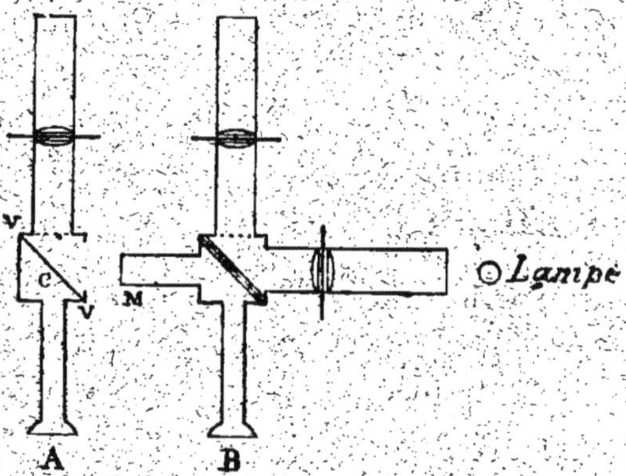

Fig. 17. — Coupes schématiques horizontales du photoptomètre différentiel.

d'avant en arrière sur la surface antérieure du disque blanc. Cela n'empêchera pas l'œil supposé placé à l'entrée de l'oculaire de voir comme auparavant cette surface maintenant éclairée. Rien du reste n'est changé à l'extrémité libre du tube oculaire : même coquille recevant l'œil et s'adaptant à la forme de l'orbite, même disposition pour recevoir des verres et des diaphragmes.

Mais comment régler l'intensité de la lumière tombant du dehors sur la glace ? Rien de plus facile en adaptant à l'orifice droit de la boîte carrée un tube identique au tube postérieur du photoptomètre, c'est à dire contenant un système de lentilles et un diaphragme à orifice variable ; ce tube, à angle droit par rapport à l'autre, sera fermé comme lui par un verre dépoli à son extrémité libre et ce verre pourra être éclairé par une source spéciale de lumière, lampe ou autre. Seulement l'extrémité adaptée à la boîte sera ouverte et sa longueur réduite en proportion du chemin supplémentaire imposé aux rayons lumineux pour aller de la glace oblique au disque blanc.

L'intérieur de la boîte carrée et du tube oculaire qui lui fait suite est noirci avec soin. Malgré cela, si la paroi gauche de cette boîte était fermée, elle pourrait donner lieu, pour certaines expériences, à une cause d'erreur qu'il était nécessaire de supprimer. En effet, la lumière qui arrive de droite sur la glace oblique se réfléchit bien, il est vrai, sur la surface postérieure et droite de cette dernière, pour aller jusqu'au disque blanc, mais cette réflexion ne porte que sur une partie des rayons incidents ; le reste traverse la glace et se rend à la paroi gauche de la boîte, qui, si bien noircie soit-elle, renvoie un peu de lumière ; cette lumière, tombant sur la face antérieure et gauche de la glace, est renvoyée en avant vers l'œil et s'ajoute à celle qui lui vient du disque blanc.

Pour supprimer cette lumière qui pourrait fausser certaines expériences, notamment dans le cas où l'on veut ménager des espaces obscurs sur le fond éclairé du disque, j'ai supprimé cette paroi gauche de la boîte carrée et je l'ai remplacée par un tube de cuivre de 10 centimètres de long, noirci intérieurement (M sur la fig. 17 B) ; ce tube s'ouvre librement dans la boîte carrée, il est fermé à son extrémité gauche ; il ne renvoie intérieurement aucune lumière vers la glace.

Le photoptomètre différentiel possède donc de plus que le photoptomètre simple les parties *suivantes* : la boîte carrée faisant corps avec le tube oculaire dont elle forme la partie postérieure, avec ses glaces placées diagonalement ; un second tube graduateur de la lumière avec son diaphragme et sa lampe spéciale, tube placé à droite et à angle droit par rapport à l'axe de l'instrument primitif ; enfin le tube à absorption de lumière placé à gauche dans la même direction transversale que le précédent.

Points à étudier. — A l'aide de cet instrument (fig. 18) on peut facilement étudier la sensibilité différentielle ou perception des différences de clarté. On peut en outre analyser l'influence des différents facteurs sur cette sensibilité : influence de l'éclairage, influence de l'adaptation rétinienne, influence de la grandeur de l'objet, influence de la couleur. Tous ces points avaient été plus ou moins négligés jusqu'à présent.

Il y a lieu à ce propos de distinguer deux modes de perception différentielle ; en effet, une lumière étant donnée, on peut se proposer soit de distinguer de cette lumière une seconde lumière contiguë plus ou moins intense, soit de percevoir une intensité lumineuse plus forte ou moins forte agissant au même en-

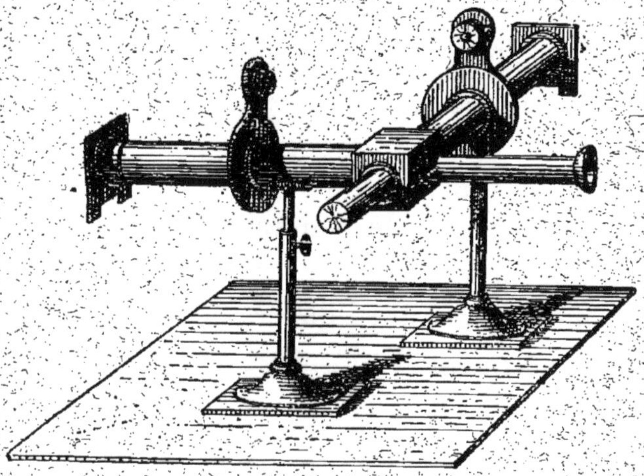

Fig. 18. — Vue perspective du photoptomètre différentiel.

droit, mais après la première. Le premier acte correspond à la perception des différences de clarté simultanées ou perception différentielle simultanée, le second à la perception des différences successives de la clarté ou perception différentielle successive. A ces deux fonctions doivent correspondre des fractions différentielles spéciales. Nous aurons à les étudier l'une après l'autre.

CHAPITRE XIV

LA PERCEPTION DES DIFFÉRENCES DE CLARTÉ (SENSIBILITÉ DIFFÉRENTIELLE SIMULTANÉE OU SUCCESSIVE).

Mode de recherches. — Expériences. — Résultats. — Éclairages plus élevés. — Perception différentielle des couleurs. — Distinction des couleurs sur des fonds de différente nature. — Perception différentielle à égale intensité chromatique. — Perception différentielle à égale intensité visuelle. — Perception des différences successives. — Analogies et différences avec la perception simultanée.

Mode de recherches. — Je n'ai pas l'intention d'entrer dans le détail des expériences que j'ai faites au sujet de la perception des différences de clarté (1). J'indiquerai seulement les résultats que j'ai obtenus, en les appuyant de quelques exemples.

Voici comment je procédais : Derrière le disque blanc destiné à être vu par l'œil au fond du tube oculaire de mon appareil, était appliqué un disque semblable en papier noir et opaque, avec une découpure centrale plus ou moins grande. Je m'étais muni d'un certain nombre de ces disques noirs, ayant des découpures de grandeurs diverses (généralement carrées), pour pouvoir étudier, en les substituant les uns aux

(1) Voir : *Académie des sciences*, 10 décembre et 17 décembre 1883, 19 mai 1884, 14 juillet 1884, etc., et *Archives d'ophthalmologie*, 1884 et 1885.

autres, l'influence de la surface sur la perception différentielle.

Un de ces disques étant placé, et les deux lampes étant allumées et disposées à des distances convenables vis-à-vis du tube postérieur et du tube latéral, je fermais tout d'abord le diaphragme postérieur. J'ouvrais le diaphragme latéral d'une certaine quantité déterminée suivant l'intensité de l'éclairage à obtenir. Le disque blanc se trouvait alors éclairé uniformément sur toute sa surface antérieure. L'œil étant appliqué à l'oculaire de l'instrument, j'ouvrais moi-même ou je faisais ouvrir par un aide le diaphragme postérieur, avec régularité et assez de lenteur, jusqu'à ce que l'œil perçût nettement au centre du disque blanc la surface carrée correspondant à la découpure du papier noir et ayant reçu un supplément d'éclairage juste suffisant. On notait à ce moment l'ouverture du diaphragme postérieur, puis passant à un autre éclairage du fond ou à une autre dimension de la surface centrale, on faisait une nouvelle détermination tout aussi rapide, et ainsi de suite.

Pour avoir la valeur de la fraction différentielle, il était nécessaire de connaître la valeur relative de l'éclairage produit par une même ouverture de chaque diaphragme fonctionnant isolément. Cette comparaison pouvait se faire par une opération préalable, mais je préférais ramener les deux diaphragmes à indiquer les mêmes valeurs de l'éclairage suivant le procédé que j'indiquerai plus loin. La fraction différentielle était alors égale au quotient du carré de l'ouverture du diaphragme postérieur divisé par le carré de l'ouverture du diaphragme latéral.

Dans le cas où les deux diaphragmes n'indiquaient pas des valeurs identiques, il était facile de trouver une unité commune en multipliant l'un des chiffres du rapport par un coefficient constant. Pour cela on déterminait pour chaque diaphragme fonctionnant isolément l'ouverture correspondant au minimum perceptible. Je suppose, par exemple, que l'on ait trouvé 2 millimètres pour le diaphragme latéral et 4 millimètres pour le diaphragme postérieur, on a, en appelant L l'intensité lumineuse correspondant à une division du premier et P l'intensité correspondant à une division du second :

$$2^2 L = 4^2 P$$

ou

$$4 L = 16 P$$

d'où

$$L = \frac{16}{4} P = 4 P,$$

c'est à dire qu'une unité du diaphragme latéral équivaut à 4 unités du diaphragme postérieur, dans l'exemple ci-dessus. Rien de plus facile que de ramener les chiffres trouvés à une unité commune.

Mais mieux vaut régler la distance de chaque lampe par rapport au tube correspondant, de manière à ce qu'une même ouverture des deux diaphragmes donne la même lumière. Il est facile d'y arriver en opérant ainsi : on ferme l'un des diaphragmes et on ouvre

l'autre d'une quantité donnée, par exemple 1 millimètre. On règle alors la distance de la lampe correspondante de façon à ce qu'elle donne juste le minimum de clarté perceptible au disque blanc. On ferme
alors le diaphragme d'abord ouvert et on ouvre l'autre
d'une même quantité, 1 millimètre ; on recommence
la première opération sur la seconde lampe en réglant
sa distance de manière à ce qu'elle donne aussi le
minimum perceptible. Il faut naturellement opérer
avec la même adaptation rétinienne et éclairer la
même surface du disque (la totalité par exemple)
dans l'un et l'autre cas.

Cette opération étant faite, et on comprend combien on doit y mettre de soin, les deux diaphragmes
indiqueront à ouverture égale les mêmes valeurs de
l'éclairage.

Expériences. — Mes expériences portent, je dois le
dire, sur des éclairages faibles ; cependant je men-
tionnerai plus loin quelques recherches que j'ai faites
sur des intensités lumineuses moyennes. On verra
qu'il n'y a pas, quoi qu'on ait dit, de dissemblance
entre les lois de la perception différentielle dans l'un
et l'autre cas.

Je vais donner comme exemple l'une de mes expériences :

On a amené 1 division du diaphragme latéral à
valoir 1 division du diaphragme postérieur.

Quatre objets carrés, de diamètre variable, depuis

o,8 millimètre jusqu'à 7 millimètres, ont été employés successivement comme surfaces centrales à distinguer du fond.

Quant à l'éclairage du fond, il a été obtenu en ouvrant successivement de 5, 10, 20 et 30 millimètres le diaphragme latéral, par conséquent en produisant des intensités successives de 25, 100, 400 et 900 unités, l'unité correspondant à 1 millimètre carré de surface libre du diaphragme.

Il a fallu ouvrir le diaphragme postérieur des quantités suivantes, correspondant aux divers éclairements du fond et aux diverses grandeurs de l'objet.

DIAMÈTRE DE L'OBJET	ÉCLAIREMENT DU FOND :			
	25	100	400	900
0,8 millim.	4	5,5	6,5	8,5
1,4 —	3	4,2	5,5	7,8
2 —	2,5	3	5	7
7 —	2	2,8	5,2	7

Calculant d'après ces chiffres les valeurs de la fraction différentielle, on obtient le tableau suivant :

DIAMÈTRE DE L'OBJET	ÉCLAIREMENT DU FOND :			
	25	100	400	900
0,8 millim.	0,64	0,30	0,10	0,08
1,4 —	0,36	0,17	0,075	0,067
2 —	0,25	0,09	0,06	0,05
7 —	0,16	0,078	0,067	0,05

On sera frappé, avant toute autre chose, des valeurs élevées qu'atteint la fraction différentielle, cette
prétendue constante évaluée en général à 1/100 et
qui atteint ici jusqu'à 64/100. C'est qu'en réalité des
circonstances diverses influent sur cette quantité, qui
est éminemment variable.

Résultats. — Voici les conclusions de mes premières expériences :

1° Aux éclairages faibles que nous avons employés,
la perception des différences de clarté est toujours
influencée par l'éclairage ; elle est d'autant meilleure
(en d'autres termes la fraction différentielle est d'autant plus faible) que l'éclairage est plus élevé ;

2° La fraction différentielle diminue *d'une façon continue* à mesure que l'éclairage augmente, de sorte
qu'il n'est pas probable qu'il arrive un moment où
elle soit constante et indépendante de l'éclairage ; les
expériences d'Aubert ont d'ailleurs fait depuis longtemps la preuve de cette impossibilité ;

3° La loi psycho-physique est donc fausse au
moins pour le sens de la vue ;

4° Il n'existe pas de loi simple qui puisse exprimer
la relation entre l'éclairage et la valeur de la fraction
différentielle. On peut admettre pratiquement que la
fraction différentielle varie à peu de chose près en
raison inverse de la racine carrée de l'éclairage. Mais
c'est là seulement une relation approchée, car en
réalité, quand l'éclairage augmente, la fraction diffé-

rentielle diminue d'abord plus vite, puis moins vite
que ne l'indique la loi précédente.

Cependant on constate que les écarts de cette loi
sont plus ou moins marqués suivant les conditions de
l'observation ; si celle-ci est faite très vite, de façon
que l'œil n'ait pas à fixer longtemps la surface lumineuse, les résultats se rapprochent du chiffre théorique. Il en est autrement lorsque la fatigue de l'œil
intervient soit par une fixation prolongée du fond
éclairé, soit par une autre cause quelconque ;

5° Du reste, l'adaptation rétinienne influe d'une
manière sensible sur la perception différentielle, qui
est d'autant meilleure que l'œil a moins subi l'influence antérieure de la lumière. Par suite la fraction différentielle varie donc dans le même sens, mais
non au même degré, que le minimum perceptible ;

6° La perception différentielle varie suivant la grandeur de la surface à distinguer du fond éclairé. Elle
est d'autant meilleure que cette surface est plus
grande.

La fraction différentielle diminue donc d'une façon
continue à mesure que la grandeur de la surface augmente ; mais elle diminue moins vite que la surface
ne s'accroît, et cette disparité est d'autant plus marquée qu'on opère avec des éclairages plus forts ;

7° La disposition ou la forme de la surface à distinguer exerce aussi une grande influence. Ainsi
M. Bagnéris a fait dans mon laboratoire des expé-

riences comparatives sur des surfaces pleines ou au contraire disposées en anneau, comme cela se produit avec les disques rotatifs, et il a trouvé que les dernières se distinguaient beaucoup mieux du fond que les premières. Cela explique les nombres plus faibles que les miens trouvés pour la valeur de la fraction différentielle par les auteurs précédents ; en effet, dans les disques rotatifs, d'une part la surface à distinguer est très étendue, et d'autre part elle est disposée en anneau, ce qui facilite sa comparaison avec le fond ;

8º La fraction différentielle peut atteindre, lorsqu'on diminue à la fois l'intensité de l'éclairage et la grandeur de l'objet, des valeurs énormes, bien supérieures à celles que l'on admet généralement. Nous l'avons vue dépasser dans une expérience le chiffre de 9, c'est à dire 900/100. Si nous prenons ce nombre comme maximum, et si, d'autre part, nous admettons comme minimum le nombre de 1/167 ou 0,006 qui se trouve dans Helmholtz, nous voyons que la prétendue *constante différentielle* peut, suivant l'éclairage et suivant la grandeur des objets, varier de 1 à 1500 ;

9º La perception différentielle étant essentiellement variable, il n'y a rien d'étonnant à ce que l'acuité visuelle varie suivant l'éclairage, comme je l'ai montré, après d'autres auteurs, dans un travail spécial (1).

(1) *Expériences relatives à l'influence de l'éclairage sur l'acuité visuelle.* (*Archives d'ophthalmologie*, 1883).

Éclairages plus élevés. — J'ai complété les expériences précédentes en faisant des recherches à des éclairages plus élevés, et plus voisins par conséquent de ceux dont nous disposons pour la lecture, l'écriture et la plupart de nos occupations journalières.

J'enlevais le tube graduateur latéral de mon photoptomètre, de façon à laisser ouverte la paroi droite de la boîte carrée dont nous avons parlé précédemment. La glace inclinée pouvait donc recevoir directement les rayons du jour et les réfléchir sur le disque blanc regardé par l'œil. On déterminait alors à l'aide du diaphragme postérieur l'éclairement supplémentaire à donner à la surface centrale pour la faire distinguer de ce fond blanc.

On disposait ensuite vis-à-vis du jour et contre la paroi droite de la boîte carrée un disque rotatif à secteurs pleins et vides convenablement disposés (*épiskotistère* d'Aubert), lequel, mis en rotation rapide, pouvait diminuer l'éclairage soit de 1/3, soit de la moitié ou des 2/3, etc. On déterminait dans ces conditions le nouvel éclairement supplémentaire réclamé pour la distinction de la surface centrale, et on trouvait des valeurs différentes, qui, divisées par l'éclairage relatif du fond, donnaient les valeurs relatives de la fraction différentielle.

Or, celle-ci varie encore suivant l'intensité lumineuse du fond, et en sens inverse de cette intensité.

Sa variation est seulement un peu moins rapide que ne l'indique la loi de proportionnalité inverse avec la racine carrée de l'éclairage.

Il faut remarquer que la réflexion sur nos glaces transparentes diminue dans de certaines proportions l'éclairage du jour, de sorte que ces derniers résultats portent encore sur des lumières plutôt inférieures à la moyenne. Mais comme en nous approchant de celle-ci nous n'avons remarqué aucune interruption dans la continuité de la variation de la fraction différentielle, il faut bien admettre en définitive que celle-ci n'est rien moins qu'une constante ; ce qui confirme nos précédentes conclusions.

Perception différentielle des couleurs. — Arrivons maintenant à une question très importante, à l'influence de la couleur sur la perception différentielle ; cette fonction est-elle la même, quelle que soit l'espèce de lumière employée, ou varie-t-elle au contraire avec les diverses lumières simples ou composées ? Nous pourrons résoudre cette question par l'expérience directe, suivant les principes qui nous ont déjà guidés. Seulement, comme il est nécessaire de comparer les couleurs *sous la même intensité lumineuse,* nous aurons à leur trouver une commune mesure.

Or, cette commune mesure, nous la possédons déjà ; nous n'avons qu'à prendre pour unité d'intensité lumineuse celle qui produit le premier degré de la sensation, c'est à dire le minimum de lumière perceptible après le repos de l'œil dans l'obscurité, ainsi que je l'ai déjà proposé en 1879 (1).

Quant au moyen de produire les couleurs, nous placerons devant nos deux lampes les verres colorés que nous avons définis précédemment. Pour le jaune seulement, nous superposerons aux verres employés une solution faible de curcuma dans l'alcool. Comme la proportion de bleu contenue dans la flamme des lampes à huile est assez faible, nous emploierons pour produire cette couleur une lampe à pétrole à trois mèches système Lutz, munie de verres convenables.

Nous commencerons, pour chaque couleur, par régler comme auparavant la position de chaque lampe, de manière à ce que le minimum perceptible corresponde à 1 millimètre d'ouverture du diaphragme correspondant. Seulement, le minimum devra être déterminé chaque fois après 25 minutes de séjour dans l'obscurité. Nous appellerons 1 la quantité de lumière correspondant au minimum perceptible obtenu dans ces conditions.

Voici les résultats de quatre expériences comparatives portant sur le rouge, le jaune, le vert et le bleu. Nous pouvons réunir ces résultats dans un seul tableau, qui indiquera directement en face de chaque intensité de l'éclairage la valeur correspondante de la fraction différentielle obtenue pour chaque couleur.

(1) Académie des sciences, 10 février 1879.

(Ces expériences étant fort minutieuses, ont dû évidemment être faites à des jours différents ; néanmoins elles sont comparatives, le minimum perceptible ayant d'un jour à l'autre la même valeur pour une même adaptation lumineuse).

INTENSITÉ LUMINEUSE	VALEURS DE LA FRACTION DIFFÉRENTIELLE POUR LE			
	Rouge	Jaune	Vert	Bleu
6 1/4 unités	0,64	»	»	»
25 —	0,30	0,36	1,2	1,45
56 —	0,16	»	»	»
100 —	0,105	0,20	0,49	0,90
156 —	0,102	»	»	»
225 —	0,11	0,14	0,28	0,69
400 —	»	0,09	0,25	0,48
625 —	»	0,078	0,19	0,38
900 —	»	0,068	0,16	0,36

Nous avons traduit ces chiffres sous forme de courbes dans la figure 19. Les abscisses sont proportionnelles aux différentes valeurs de l'éclairage, les ordonnées représentent les valeurs correspondantes de la fraction différentielle. Nous avons joint aux résultats précédents ceux qu'a donnés la lumière blanche. On voit que la courbe correspondante est placée à peu près au milieu du spectre, entre les couleurs chaudes (rouge, jaune) et les couleurs froides (vert et bleu).

L'examen de cette figure nous montre en premier lieu que la relation qui existe entre l'éclairage et la fraction différentielle est de même nature pour les diverses couleurs et pour le blanc. Je rappelle que la fraction différentielle est égale à la plus petite augmentation d'éclairage perceptible *divisée par l'intensité*

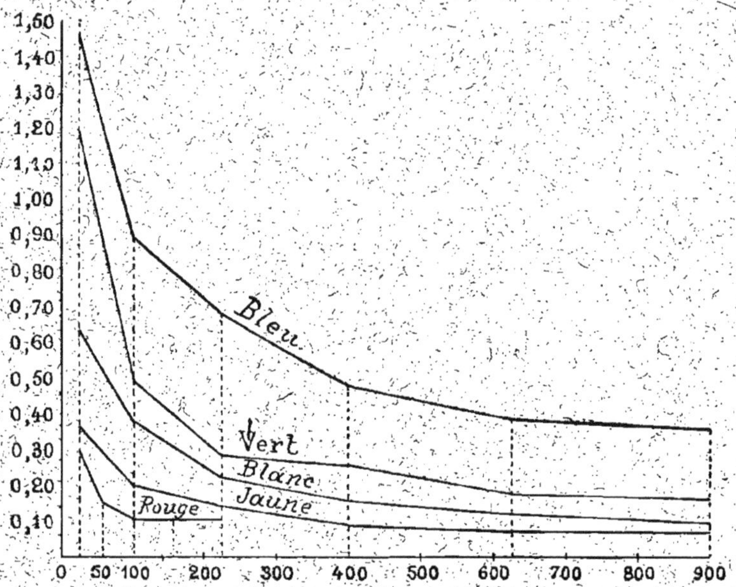

Fig. 19. — Fractions différentielles des couleurs.

lumineuse du fond. La plus petite augmentation perceptible croît au contraire en valeur absolue avec cette intensité lumineuse.

D'autre part, la comparaison de nos courbes nous apprend que la perception des différences de clarté n'est pas la même pour toutes les couleurs, à intensité lumineuse égale ; meilleure pour le rouge, où la fraction différentielle est la plus faible, elle décroît à mesure que la couleur devient plus réfrangible ; en effet, la fraction différentielle est un peu plus élevée pour le jaune, beaucoup plus pour le vert, et encore davantage pour le bleu (1).

Distinction des couleurs sur des fonds lumineux de différente nature. — On rapprochera ce résultat de celui que nous avons mentionné dans l'avant-dernier chapitre sur la perception des couleurs sur fond blanc. On se rappelle que pour se détacher d'un fond blanc identique, il faut aux couleurs d'autant plus d'intensité que la couleur est plus réfrangible ; de plus, la lumière blanche a toujours sa place intermédiaire au jaune et au vert.

J'ai encore étudié, outre la distinction des couleurs sur fond de même couleur et sur fond blanc, la manière dont elles sont perçues sur un fond de couleur complémentaire. Cette dernière recherche a porté sur le rouge et sur le vert. Il est intéressant d'indiquer les résultats de cette comparaison, faite toujours d'après la méthode précédemment indiquée et avec le photoptomètre différentiel.

Il résulte de mes recherches :

1° Que la même couleur ne se distingue pas égale-

<hr>

(1) Voir les expériences de MM. Macé et Nicati dans leur mémoire sur la comparaison photométrique des diverses parties d'un même spectre. (*Annales de chimie et de physique*, 1881 et 1885).

ment sur différents fonds *de même intensité lumineuse* ;

2° Que les couleurs se distinguent mieux sur un
fond blanc que sur un fond de même couleur d'égale
intensité lumineuse ;

3° Que les couleurs essayées se distinguent mieux
sur un fond de couleur complémentaire que sur un
fond blanc de même intensité ;

4° Qu'à plus forte raison les couleurs se distinguent encore mieux d'un fond complémentaire que
d'un fond de même couleur qu'elles, toujours à
égale intensité lumineuse de ces fonds.

Je mentionne ces faits sans m'y arrêter et je re-
viens à la perception différentielle des couleurs, c'est
à dire à leur distinction sur un fond de même couleur
qu'elles.

Nous avons vu qu'à égale intensité lumineuse la
perception est d'autant meilleure que la couleur est
moins réfrangible.

Perception différentielle à égale intensité chromatique.
— Nous avons pris comme unité d'intensité lumineuse celle qui correspond au minimum perceptible.
Mais on pourrait tout aussi bien choisir un autre
point de départ, et partir par exemple, soit du minimum chromatique, soit du minimum visuel. Seulement il faudrait s'attendre à trouver entre les diverses couleurs des relations différentes des précédentes,
puisque ces deux derniers minima ne varient pas

proportionnellement au minimum lumineux. Et en effet on obtient alors des résultats nouveaux.

J'ai répété les expériences faites sur la perception différentielle des couleurs en prenant pour unité d'intensité non plus comme tout à l'heure le minimum perçu comme lumière mais le minimum perçu comme couleur. On peut appeler, si l'on veut, l'intensité mesurée sur cette base : *intensité chromatique*. Cette expression n'implique pas que l'énergie avec laquelle on perçoit une coloration quelconque soit proportionnelle à l'intensité chromatique ainsi définie ; en effet la couleur n'est qu'un caractère qualitatif que prend à un moment donné une lumière déjà plus ou moins intense, plus intense par exemple pour le bleu que pour le rouge. Il n'y a qu'une intensité absolue, c'est celle que nous avons appelée intensité lumineuse et qui part du minimum absolument perceptible. L'intensité chromatique n'exprimera pour nous qu'une mesure conventionnelle obtenue en prenant pour unité la quantité de lumière nécessaire et suffisante pour produire la sensation de couleur.

Or, en comparant à ce point de vue les quatre lumières simples déjà employées, on trouve que pour une égale intensité chromatique, leur perception différentielle est la même.

Cela ne nous étonnera pas si nous remarquons que l'égalité d'intensité chromatique de deux couleurs implique une intensité lumineuse inégale ; l'unité employée (minimum chromatique) ayant déjà une intensité lumineuse plus grande pour la couleur la plus réfrangible, c'est évidemment cette dernière qui est réellement la plus intense absolument parlant ; on compare donc en réalité une couleur plus réfrangible et plus intense à une couleur moins réfrangible et moins intense ; or, dans ces conditions, les fractions différentielles se rapprochent l'une de l'autre pour les deux couleurs.

Il n'en est pas moins remarquable que ces fractions différentielles soient alors identiques pour toutes les couleurs. J'ignore si cette identité se maintiendrait aux degrés plus élevés de la sensation.

Perception différentielle à égale intensité visuelle. — Des réflexions analogues aux précédentes se présentent à propos de la comparaison des couleurs faites sous la même *intensité visuelle.*

Nous appellerons intensité visuelle l'intensité objective d'une couleur mesurée en prenant comme unité le minimum d'éclairement nécessaire pour avoir la distinction nette de petits points lumineux égaux et voisins. Ces points devront évidemment être les mêmes pour les diverses couleurs comparées. On sait que la valeur de ce minimum (minimum visuel) est proportionnelle à celle du minimum chromatique.

Les mêmes faits devront donc se produire que

pour la comparaison des couleurs sous la même intensité chromatique. Et en effet on trouve qu'*à intensité visuelle égale la perception différentielle est la même pour toutes les couleurs essayées.*

Ce dernier fait a une grande importance pratique ; il montre qu'en choisissant une unité convenable on peut arriver à comparer photométriquement des lumières quelconques, ce qui n'était pas possible suivant les méthodes ordinaires. Seulement ces lumières ne seront pas alors comparées au point de vue de leur intensité vraie, mais seulement au point de vue de l'utilisation de cette intensité pour la vision nette, c'est à dire pour la distinction des formes. De deux lumières égales sous le rapport de l'intensité visuelle, la plus réfrangible sera toujours réellement la plus intense.

Perception des différences successives. — Tout ce qui précède concerne uniquement la perception des différences de clarté simultanées, c'est à dire la comparaison des lumières contiguës. Il nous reste à étudier l'autre mode de perception différentielle, celle qui s'opère entre les lumières agissant successivement au même endroit de la rétine ; nous l'avons déjà désignée sous le nom de perception différentielle successive.

Lorsque l'œil regarde une surface lumineuse dont la clarté varie d'une façon graduelle et continue, il perçoit mal les transitions par lesquelles passe la lumière et n'a guère que la notion du sens de ces modifications.

La comparaison des différentes valeurs successives de la clarté se fait mieux si elles changent d'une façon brusque, mais alors encore il y a une limite à la perception de ces changements. Une intensité lumineuse étant donnée, on ne percevra d'augmentation de clarté que si cette augmentation atteint une certaine valeur objective ; à un degré moins élevé, cette augmentation n'est plus perçue. Cette plus petite augmentation ou, d'une façon générale, cette plus petite différence perceptible varie suivant l'intensité lumineuse primitive et suivant des conditions diverses. Rapportée à l'intensité primitive, elle se nomme fraction différentielle, comme nous l'avons vu pour la perception des différences simultanées.

Comment déterminerons-nous la valeur de cette fraction et ses variations ?

Nous emploierons encore le photoptomètre différentiel. Seulement nous n'utiliserons de la surface blanche éclairée par le graduateur latéral que l'étendue correspondante à celle qui est éclairée par le graduateur postérieur. Si cette dernière est un cercle, nous limiterons en avant (à l'aide d'un écran convenable placé contre le verre dépoli qu'éclaire directement la lampe latérale) un cercle blanc de même diamètre et placé au même endroit, etc. De cette façon nous disposerons de surfaces variables que nous éclairerons d'abord par devant, et auxquelles nous pourrons donner sur toute leur étendue une augmentation de lumière réglée par le jeu du diaphragme postérieur.

Seulement nous nous arrangerons de façon à ce que ces augmentations de lumière soient assez brusques et intermittentes.

Voici comment nous avons réalisé cette condition : En avant de la lampe postérieure, entre elle et l'extrémité du tube graduateur correspondant, est placé un métronome ; la tige oscillante de cet instrument est prolongée à sa partie supérieure par un disque de papier opaque de forme carrée et de grandeur convenable, assez grand pour qu'au moment de sa plus grande vitesse il puisse intercepter en totalité pendant un instant l'accès des rayons lumineux dans le graduateur postérieur, et assez petit pour qu'il puisse, en s'écartant, découvrir complètement la source lumineuse.

La tige du métronome, munie de son disque opaque, exécute 150 oscillations simples par minute, c'est à dire 2 1/2 par seconde. Cela veut dire que 2 fois 1/2 par seconde les rayons lumineux supplémentaires seront complètement interceptés, puis complètement découverts.

Si l'on donne au diaphragme postérieur une ouverture assez élevée pour produire un éclairement supplémentaire notable de la surface regardée par l'œil, celui-ci n'a pas de peine à percevoir les alternatives d'augmentation et de diminution de la clarté. Mais si l'on diminue de plus en plus cette clarté supplémentaire, il vient un moment où l'œil ne perçoit plus qu'une lumière constante ; c'est à cette limite qu'il faut mesurer la quantité de lumière ajoutée par le jeu du diaphragme postérieur. Cette quantité est la plus petite différence perceptible ; divisée par l'éclairement constant de la surface considérée, elle donne la fraction différentielle successive.

Pour le reste, l'expérience se fait identiquement de la même façon que pour la perception différentielle simultanée.

Analogies et différences avec la perception simultanée. — Résumons les résultats obtenus :

La valeur de la fraction différentielle simultanée est sensiblement la même que celle de la fraction différentielle successive dans les mêmes conditions. C'est dire qu'elle varie de la même façon suivant l'intensité lumineuse, suivant la surface excitée, suivant la couleur employée.

Une seule différence se manifeste entre ces deux fonctions, mais une différence capitale.

Jusqu'ici je n'ai mentionné que les expériences faites dans la vision directe. Mais, en comparant les différentes parties du champ visuel sous le rapport de la perception des différences simultanées, j'ai constaté maintes fois que le degré de cette perception décroît d'une façon continue et avec une vitesse notable à partir du centre jusqu'à la périphérie de la rétine.

Or, il en est autrement de la perception des différences successives, laquelle se montre au contraire à peu de chose près la même dans toutes les parties du champ visuel. (J'ai toujours employé des surfaces lumineuses assez grandes pour permettre de négliger au centre la faible excitabilité de la fovea).

C'est là une distinction importante, qui s'explique en grande partie par ce fait, que dans la perception successive ce sont les mêmes éléments nerveux qui sont excités par les différentes lumières comparées, et l'on sait que l'excitabilité rétinienne est sensiblement la même partout, tandis que dans la perception simultanée la comparaison est faite entre des groupes d'éléments divers et probablement par un travail cérébral plus développé au centre par l'habitude.

En tout cas la fraction différentielle n'a la même valeur pour les deux fonctions que dans la vision directe. Dans les autres parties du champ visuel la fraction différentielle simultanée est toujours plus élevée que la fraction différentielle successive, et à un point d'autant plus marqué que l'on interroge une partie rétinienne plus périphérique.

CHAPITRE XV

L'INTENSITÉ DES SENSATIONS LUMINEUSES ET COLORÉES

Méthode pour la détermination de l'intensité des sensations lumineuses. — Construction de la courbe de la sensation. — Étude de la courbe des sensations lumineuses. — Intensité des sensations colorées. — Loi de Purkinje. — Changements de ton des couleurs complexes. — Exception apparente.

Méthode pour la détermination de l'intensité des sensations lumineuses. — Les détails précédents sur la perception des différences de clarté vont nous permettre d'aborder par une voie nouvelle et directe la question de l'intensité des sensations lumineuses (1).

Une intensité lumineuse étant donnée, on peut

(1) C'est dans une note du 11 mai 1885 à l'Académie des Sciences que j'ai pour la première fois publié ma méthode et mes résultats sur cette question. Quant à mes premières expériences sur la perception différentielle, elles ont été publiées dès 1883 (Voir p. 304).

M. Ph. Breton a publié en août 1885 (Congrès de Grenoble) les résultats des recherches qu'il a faites de son côté, par une toute autre méthode, sur l'intensité des sensations lumineuses. Il arrive à ce résultat très analogue au mien, mais un peu plus schématique, que la sensation lumineuse est proportionnelle à la racine carrée de la lumière excitatrice. Si l'on admet que l'intensité de la sensation soit inversement proportionnelle à la valeur de la fraction différentielle, c'est en effet la loi qui résulte approximativement de mes expériences du précédent chapitre. On peut admettre dans la pratique cette loi approchée, mais la sensation varie en réalité d'une façon un peu plus complexe. En somme, mes expériences sur la perception différentielle ont reçu une confirmation précieuse des importantes recherches de M. Ph. Breton.

déterminer facilement, à l'aide de la méthode des différences successives, de combien il faut l'augmenter pour ressentir une perception nouvelle.

Or, que l'on parte du minimum de lumière perceptible : ce minimum correspond évidemment au premier degré de la sensation. Veut-on passer à un second degré, il faut élever l'intensité de cette première lumière d'une certaine quantité au-dessous de laquelle on ne perçoit pas de différence ; ce second degré est donc caractérisé par une seconde valeur de la lumière excitatrice. Pour passer à un degré plus élevé de la sensation, il faudrait encore augmenter la lumière d'une certaine quantité déterminée, etc.

On pourrait donc, si l'on avait le temps et la patience de se livrer à une pareille expérience, déterminer l'une après l'autre, à partir du minimum perceptible, les intensités lumineuses correspondant aux degrés successifs de la sensation ; la méthode est toute trouvée, c'est celle que j'ai indiquée dans le chapitre précédent.

Mais on peut, à la rigueur, se dispenser d'une telle recherche, et se faire dès maintenant une idée des rapports qui existent entre l'intensité de l'excitation et la force de la sensation correspondante.

Construction de la courbe de la sensation. — Les chiffres que j'ai obtenus dans mes expériences sur la perception différentielle permettent de dresser une courbe continue indiquant, vis-à-vis de chaque inten-

sité lumineuse, la valeur de l'éclairement supplémentaire nécessaire pour provoquer une sensation
plus élevée. Or, il est facile de se livrer sur cette
courbe au travail que je viens de proposer, et qui

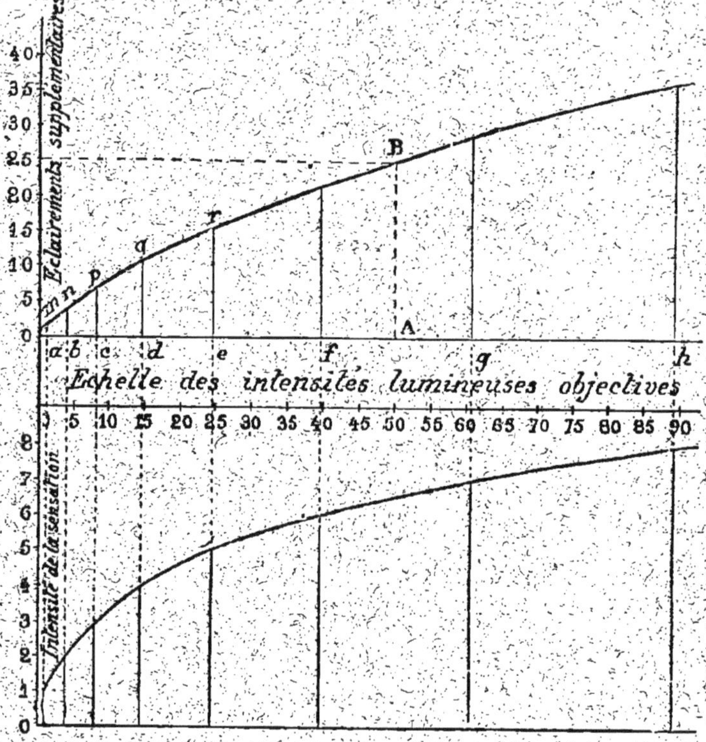

Fig. 20. — Courbe de la sensation dressée d'après celle des éclairements supplémentaires correspondant à des lumières de plus en plus
intenses.

consiste à déterminer la suite des intensités lumineuses correspondant aux degrés successifs de la sensation.

Prenons pour exemple la première courbe de la

figure 20. Elle représente le commencement d'une expérience faite avec la lumière blanche. Elle porte en abscisses (ligne horizontale) les valeurs croissantes de l'éclairement d'une surface lumineuse présentée à l'œil. Les ordonnées (hauteurs verticales) indiquent les valeurs correspondantes de l'éclairement supplémentaire qu'il faut donner à cette surface pour produire une sensation nouvelle. La courbe continue, tracée à l'aide de plusieurs points de repère obtenus expérimentalement, correspond aux valeurs successives et croissantes de cet éclairement supplémentaire. L'unité d'intensité lumineuse est l'intensité de la plus faible lumière perceptible. L'échelle des intensités est la même pour les abscisses et pour les ordonnées.

Veut-on savoir, par exemple, de combien il faudra augmenter une clarté de 50 unités (50 fois le minimum perceptible), on se reportera à la ligne des abscisses à la division 50, en A, on suivra l'ordonnée correspondante AB jusqu'à la rencontre de la courbe en B, et la hauteur de cette ordonnée, reportée sur l'échelle verticale en OC, donnera directement la valeur de l'éclairement supplémentaire. On voit ici que cet éclairement est de 25 unités.

Or, partons de l'éclairage zéro ; nous savons que la sensation lumineuse, pour un œil bien reposé, y est nulle. Pour avoir le premier degré de la sensation, nous devons augmenter l'éclairage d'une quantité

précisément égale à notre unité (minimum perceptible). L'éclairage 1 correspondra donc à la sensation 1.

Maintenant, de combien faut-il augmenter l'éclairage 1 pour arriver au second degré de la sensation,
à la sensation 2 ? Nous le saurons en consultant notre
courbe : Élevons sur la ligne des abscisses, vis-à-vis
l'éclairage 1, en a, une ordonnée jusqu'à la rencontre de la courbe ; la hauteur de cette ordonnée
nous donnera l'éclairement supplémentaire cherché.
En rabattant cette ordonnée en b sur la ligne des
abscisses, nous lirons au point b la valeur de l'éclairage correspondant à la sensation 2.

Pour arriver à la sensation 3, il faudra encore
augmenter l'éclairage b d'une certaine quantité qui
est encore indiquée par la courbe ; cet éclairage supplémentaire est en effet proportionnel à l'ordonnée
bn. Rabattons cette ordonnée sur la ligne des abscisses en bc, et nous lirons en c la valeur de l'éclairage correspondant à la sensation 3.

En répétant successivement cette opération jusqu'à
la fin de la courbe, nous déterminerons sur la ligne
des abscisses des points a, b, c, d, e, etc., indiquant
les valeurs successives de l'intensité lumineuse extérieure pour des sensations 1, 2, 3, 4, 5 fois plus
fortes que la sensation primitive prise pour unité.

A l'aide de ces données nous pouvons tracer une
nouvelle courbe qui nous indiquera directement

l'intensité de la sensation correspondant à une intensité donnée de l'excitation.

Conservons notre ligne des abscisses avec ses points de repère a, b, c, d ; cette ligne nous indiquera comme tout à l'heure la valeur de l'intensité lumineuse extérieure ; quant aux ordonnées, faisons-les proportionnelles à l'intensité de la sensation ; en a, la hauteur de l'ordonnée sera 1, en b elle sera 2, en c 3, etc. Joignons par un trait continu les extrémités de chaque ordonnée, et nous obtiendrons une courbe représentant les valeurs successives de la sensation pour des lumières d'intensité croissante. Or, c'est cette courbe qui a été tracée au-dessous de la précédente dans la figure 20.

Etude de la courbe des sensations lumineuses. — Cette courbe nous montre d'abord que la sensation augmente quand l'éclairage s'accroît (nous savons qu'il y a une limite à cette augmentation, mais il s'agit ici d'éclairages faibles).

En second lieu, l'augmentation de la sensation n'est pas proportionnelle à celle de l'éclairage ; elle se fait de plus en plus lentement pour des éclairages croissants ; les variations les plus fortes de la sensation se font sentir pour les éclairages les plus faibles.

Il en résulte des conséquences importantes, que notre courbe nous permet de constater directement :

Supposons, par exemple, deux objets éclairés l'un moitié moins que l'autre, l'un par 50 unités de lumière, l'autre par 25. Quelle est l'intensité de la sensation qu'ils nous procurent ? La courbe répond que la première a une intensité de 6,6, la seconde de 5,7 unités.

Premier fait : l'objet le plus lumineux est loin de nous paraître 2 fois plus lumineux que l'autre, puisque le rapport des deux sensations est seulement de 1,27. Le rapport de deux sensations est donc différent de celui des excitations correspondantes ; il est plus faible que ce dernier.

Second fait : si, l'éclairage relatif des deux objets restant constant, l'on augmente ou l'on diminue leur éclairage absolu, les sensations croissent ou diminuent en même temps, mais pas dans le même rapport.

Ainsi, diminuons de moitié l'éclairage de nos deux objets, dont l'un restera toujours moitié moins lumineux que l'autre. L'éclairage sera ainsi de 25 pour le premier, de 12,5 pour le second. Or, la sensation sera de 5,2 unités pour le premier, de 3,8 pour le second. Rapport : 1,37, nombre plus grand que le précédent.

L'objet le plus lumineux paraîtra donc avoir gagné en clarté *relative*, par rapport à l'autre, bien que le rapport de leur éclairage n'ait pas changé.

En diminuant encore l'éclairage absolu, le phénomène s'accentuera. Réduisons encore de moitié l'éclairage, nous aurons 12,5 unités de lumière pour le premier, et 6,25 pour le second. Les sensations correspondantes seront 3,8 et 2,5, nombres dont le rapport est 1,52. Et ainsi de suite.

Ainsi donc, malgré la constance de l'éclairage *relatif* de deux objets, ils procurent des sensations *relatives* différentes, suivant que l'éclairage augmente ou diminue. Le plus clair des deux objets devra paraître de plus en plus clair par rapport à l'autre quand l'éclairage diminuera, et inversement.

De là les contrastes plus heurtés du crépuscule, du clair de lune ; de là l'impression si frappante que font à ces moments les objets clairs, parce que, les comparant aux objets plus sombres, nous trouvons réellement entre les sensations que nous procurent les uns et les autres une différence bien plus accusée que pendant le jour.

Intensité des sensations colorées. — Passons maintenant à la comparaison des sensations fournies par les différentes couleurs pour des intensités lumineuses croissantes.

Dressons d'abord, d'après les résultats précédemment énumérés, les courbes indiquant en regard des intensités objectives de chaque couleur, les quantités de lumière supplémentaire nécessaires pour produire une nouvelle sensation.

L'unité commune d'intensité objective sera toujours le minimum perceptible. C'est le seul point commun aux quatre courbes représentées dans la fig. 21 A.

A partir du minimum perceptible, les quatre couleurs divergent (1), exigeant des éclairements sup-

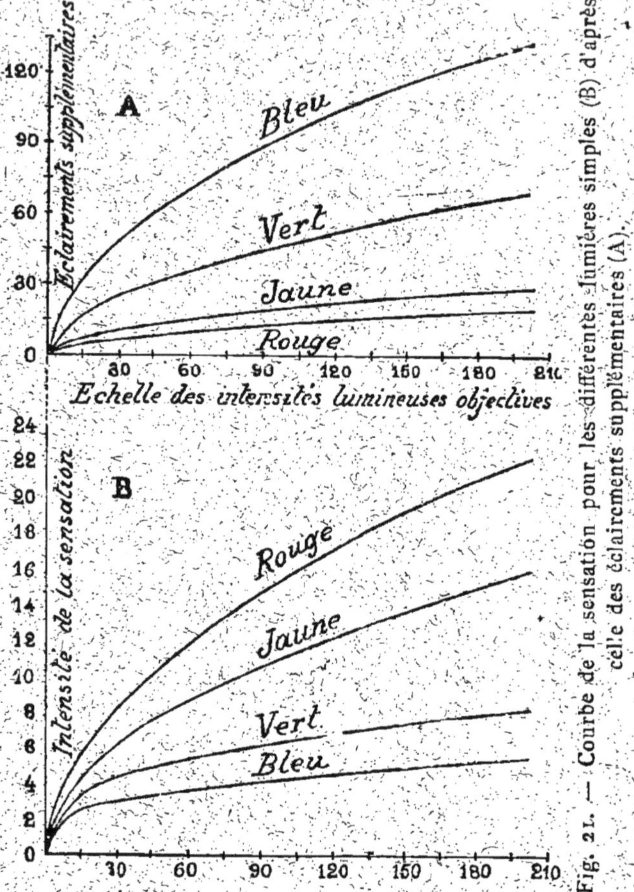

Fig. 21. — Courbe de la sensation pour les différentes lumières simples (B) d'après celle des éclairements supplémentaires (A).

plémentaires de plus en plus grands à mesure qu'elles
sont plus réfrangibles.

(1) Cela n'est pas rigoureusement exact, car j'ai lieu de croire d'après
certaines expériences qu'elles divergent non ensemble, mais *successivement* d'une portion de courbe qui leur est d'abord commune pendant
plus ou moins peu de temps ; c'est la courbe du rouge qui s'abaisse la
première, puis celle du jaune, et ainsi de suite d'après la réfrangibilité.
Cela ne change rien, du reste, aux considérations suivantes.

Or, à l'aide de ces courbes, j'ai déterminé minutieusement les degrés successifs de la sensation pour chacune des couleurs données, suivant les mêmes principes que pour la lumière blanche. J'ai fait cette opération depuis l'intensité 1 jusqu'à l'intensité lumineuse 200, jugeant inutile de pousser plus loin mon travail.

J'ai obtenu ainsi quatre courbes nouvelles réunies dans la figure 21 B ; elles indiquent directement, pour chaque intensité lumineuse, la valeur absolue de la sensation correspondante.

Elles ont, elles aussi, un seul point commun, c'est le premier degré de la sensation, l'unité correspondant au minimum perceptible. A ce point toutes les couleurs ont évidemment la même intensité apparente.

A partir de là les courbes de sensation divergent de plus en plus, et, chose importante, elles sont placées dans l'ordre inverse des précédentes, ce qui se comprend, puisque plus les éclairements supplémentaires sont grands, et plus les quantités de lumière nécessaires pour passer d'un degré à l'autre de la sensation seront éloignées les unes des autres.

Loi de Purkinje. — La courbe du rouge est donc la plus élevée, puis vient la courbe du jaune, puis celle du vert et enfin celle du bleu.

Ce qui veut dire qu'à intensité lumineuse égale

(sauf au premier degré de la sensation) les couleurs les plus réfrangibles causeront les sensations les plus faibles, paraîtront les moins intenses.

En second lieu, l'inégalité existant entre les sensations produites par une même intensité lumineuse objective des différentes couleurs ira en augmentant à mesure que croîtra cette intensité. Le rouge paraîtra donc de plus en plus prédominant sur le jaune, le jaune sur le vert et celui-ci sur le bleu.

Deux couleurs données ne paraîtront donc également intenses que si leur intensité objective diffère (1). En outre, cette différence d'intensité objective nécessaire pour l'égalité apparente variera elle-même suivant la valeur absolue de la sensation. Si une proportion définie de deux couleurs produit une sensation d'intensité déterminée et égale pour l'une et pour l'autre, il faudra, pour avoir une nouvelle sensation plus intense ou moins intense, mais toujours égale d'une couleur à l'autre, augmenter ou diminuer l'intensité objective des deux couleurs, mais employer des proportions autres que la première fois.

Plus la sensation s'élèvera, et plus il faudra, pour l'égalité apparente, de la couleur la moins réfrangible par rapport à la couleur la plus réfrangible.

(1) Je ne parle pas ici de la force vive absolue de la lumière, mais seulement de cette intensité conventionnelle que j'appelle intensité lumineuse et qui, je l'ai montré, ne correspond pas à la force vive.

C'est en cela que consiste le phénomène de Purkinje généralisé.

Prenons un exemple ; considérons les deux couleurs extrêmes, rouge et bleu.

Pour une intensité objective de 4 unités, le rouge donne la même sensation que 34 unités de bleu. (C'est la sensation 3). Elevons dans le même rapport cette intensité objective, rendons-la 5 fois plus forte pour le bleu comme pour le rouge : la sensation du rouge s'élèvera à 7 unités, celle du bleu seulement à 4,9. La couleur la plus réfrangible ne paraîtra donc plus aussi intense que la couleur la moins réfrangible, quoique leur proportion objective n'ait pas varié. Le rouge paraîtra près de 1 fois 1/2 plus intense que le bleu.

Le même phénomène se serait produit pour d'autres couleurs, mais moins accusé pour des couleurs plus voisines.

Inversement, lorsque deux couleurs paraissent égales à un éclairage donné, et qu'on diminue ensuite cet éclairage également pour l'une et pour l'autre, la plus réfrangible paraît alors plus intense que l'autre. Voici du jaune et du bleu qui semblent égaux en intensité ; augmentons l'éclairage, le jaune paraîtra plus intense que le bleu ; diminuons l'éclairage, le bleu l'emportera.

L'appréciation de l'intensité relative des couleurs par l'œil dépend donc et de la valeur absolue de leur intensité objective et de leur réfrangibilité. Les plus réfrangibles tendent à dominer dans la sensation quand l'éclairage diminue, et les moins réfrangibles quand l'éclairage augmente.

Telle est la loi générale d'où dépend le phénomène de Purkinje. On voit que ce phénomène s'explique de lui-même par la marche naturelle de la sensation lumineuse, et qu'il n'est pas besoin de faire intervenir ici un phénomène tout autre, celui de l'adaptation rétinienne.

Changements de ton des couleurs complexes. — Les considérations précédentes donnent facilement la raison d'un fait souvent observé, je veux parler du *changement de ton* que subissent les couleurs complexes lorsque leur intensité varie.

Un verre vert impur devient bleuâtre à un faible éclairage; un verre orangé tire au jaune, etc. Cela tient à ce que ces verres transmettent, outre leur couleur prédominante, beaucoup d'autres rayons dont l'équilibre apparent se modifie d'après la loi de Purkinje. En effet, dans un mélange de couleurs, les plus réfrangibles augmentent d'intensité apparente relativement aux autres quand l'éclairage diminue, et diminuent d'intensité apparente relative quand l'éclairage augmente; c'est la même règle que pour les couleurs isolées (1).

(1) C'est pour cela qu'il faut se garder d'apprécier un tableau en l'examinant à un éclairage différent de celui auquel s'est placé le peintre. En

La lumière blanche du jour n'échappe pas à ces changements. On sait qu'elle paraît bleuâtre sous une faible intensité, et jaunâtre quand le soleil est dans tout son éclat.

Exception apparente. — Cette règle paraît souffrir certaines exceptions dans le cas où la diminution d'éclairage est obtenue par un simple éloignement de la couleur (lorsque celle-ci a de faibles dimensions). Paul Bert a signalé, par exemple, que si les lanternes vertes d'omnibus paraissent bleues dans le lointain, fait conforme à la règle, les lanternes orangées, au contraire, semblent tourner au rouge dans les mêmes conditions. Or, cette contradiction s'explique par ce fait que l'éloignement des petites sources lumineuses équivaut bien à une diminution apparente de leur intensité, mais à une diminution inégale suivant les couleurs, et plus considérable pour les rayons les plus réfrangibles. C'est ce qui a été établi au chapitre 10. De là un balancement de deux influences contraires ; suivant que l'une d'elles prédominera, on verra changer le sens du phénomène résultant. Or, pour les couleurs les plus réfrangibles, l'augmentation apparente d'intensité produite d'après la loi de Purkinje l'emporte sur la diminution apparente résultant de l'influence de la surface, tandis qu'au contraire les couleurs de l'autre extrémité

effet, d'une part la valeur relative des différentes couleurs change suivant l'éclairage, et d'autre part leur nuance même se modifie plus ou moins légèrement.

du spectre subissent d'une façon prédominante l'augmentation relative d'intensité que la réduction de la surface donne aux rayons les moins réfrangibles. Et de fait il est très facile de constater que si les verres orangés impurs virent au jaune quand on diminue l'éclairage, ils tournent au rouge lorsque sans diminuer l'éclairage on réduit l'étendue rétinienne excitée. La contradiction apparente signalée par Paul Bert n'infirme donc pas la loi de Purkinje, qui garde toute sa valeur.

CHAPITRE XVI

APPLICATIONS A LA PHOTOMÉTRIE ET A LA CLINIQUE

Photométrie et physiologie. — Indications pratiques. —
Obstacles de causes physiologiques. — Indications nouvelles. — Applications cliniques. — Photoptomètre clinique.

Photométrie et physiologie. — La photométrie a pour
but la mesure de la lumière en tant que force extérieure à l'organisme. Aussi ne s'est-on guère préoccupé que du côté physique de la question, ou plutôt
l'on croit généralement que la question n'a qu'un
côté physique. Seulement, comme la lumière nous
intéresse surtout en tant que cause de sensations,
et que l'œil est un réactif très délicat de cet agent,
c'est à l'œil qu'on s'adresse pour la mesure de la lumière ou plutôt pour la comparaison des diverses
sources lumineuses. L'œil ne peut mesurer directement la lumière, puisque l'énergie de ses sensations n'est pas en rapport avec l'énergie lumineuse
extérieure et que du reste on ne saurait évaluer directement la force d'une sensation ; mais il peut comparer une sensation lumineuse donnée avec une

autre sensation fournie par une autre source et reconnaître avec une assez grande approximation si
elles diffèrent ou si elles sont égales ; comme on
peut d'autre part modifier dans des proportions
connues l'intensité de l'une des deux sources si elles
sont inégales, et les ramener à l'égalité, on appré-
ciera avec une approximation plus ou moins grande
leur intensité *relative*. Quant à leur intensité absolue,
on ne peut la connaître qu'en transformant la lumière
en une ou plusieurs autres espèces mesurables de
l'énergie, en mesurant par exemple la quantité de
chaleur développée par une absorption totale de la
radiation lumineuse. Cette mesure s'effectue très
rarement, parce que, je le répète, on cherche bien
plus à apprécier dans la lumière sa puissance physiologique que son énergie physique proprement dite.

Mais, en s'en tenant à la mesure des intensités lumineuses *relatives*, il est facile de voir que la photométrie est une question très compliquée, dans laquelle la physique doit s'appuyer intimement sur la
physiologie.

Indications pratiques. — En premier lieu, l'approximation avec laquelle peut se faire la comparaison
de deux lumières dépend de la délicatesse de la perception différentielle. Or, on sait que cette perception dépend de plusieurs conditions : 1° Elle est
d'autant meilleure que l'éclairage est plus fort, d'où
l'indication de faire les mesures photométriques sous

une clarté suffisamment grande ; il y a cependant une limite à cette augmentation de la clarté, car la fatigue de l'œil se fait sentir en proportion de cette dernière, et, poussée à un certain degré, elle ne permettrait plus de détermination exacte ; 2° la perception différentielle varie aussi avec la grandeur des surfaces à comparer, et l'on sait qu'elle est d'autant plus faible que ces surfaces sont plus petites. De là une première indication, celle de ne jamais comparer de surfaces lumineuses d'étendue différente. De plus, il est nécessaire de faire la comparaison de ces surfaces en les amenant à occuper le plus d'étendue pratiquement possible.

Obstacles de cause physiologique. — Ces conditions étant remplies, la comparaison photométrique de deux lumières est aisée et se fait avec assez d'approximation. Mais il y a à cela une restriction des plus importantes, c'est que cette comparaison n'est valable que si les deux lumières sont de même espèce, c'est à dire si elles sont composées des mêmes rayons, associés dans des proportions sensiblement pareilles. On peut comparer par exemple deux lumières simples de même réfrangibilité ou deux lumières blanches de composition élémentaire identique. Mais dès qu'il s'agit soit de lumières simples différentes, soit de lumières complexes n'ayant pas la même teinte ou qui, ayant la même teinte, ne comprennent pas les mêmes rayons spectraux, la physique perd ses droits.

En effet, en premier lieu l'œil juge très mal de l'intensité relative de deux couleurs différentes ; la mesure sera donc en tout cas moins exacte que précédemment.

Passons sur cette imperfection, et supposons que nous soyons arrivés à amener les deux couleurs à la même intensité apparente. Cette égalité n'existe que pour une surface donnée de ces couleurs et pour une certaine intensité déterminée. Diminuons la surface ; la couleur la plus réfrangible paraîtra moins intense que l'autre, et inversement. Changeons l'éclairage sous lequel nous venons de comparer nos deux couleurs : la couleur la moins réfrangible paraîtra plus forte si l'éclairage augmente, plus faible si l'éclairage diminue.

Nous connaissons ces faits ; ils sont les mêmes, que nos lumières soient simples ou composées, si elles ont une teinte différente, parce qu'alors leur composition est manifestement différente. Mais prenons deux lumières composées de même teinte, elles peuvent donner lieu aux mêmes divergences, car leur composition peut être très variable : une lumière verte ou verdâtre, par exemple, peut contenir, outre les rayons verts prédominants, soit tous les autres rayons du spectre, soit seulement du rouge et du vert-bleu, couleurs complémentaires, soit seulement de l'orangé et du bleu franc, autres couleurs complémentaires, soit du jaune et du violet, troisième association qui produit du blanc, lequel s'ajoute au ton vert sans en modifier la nuance. Comparez l'une de ces lumières vertes à une autre et vous aurez des résultats différents suivant que les couples complémentaires mêlés aux rayons verts seront dans leur ensemble plus ou moins réfrangibles.

J'ai pris un cas très tranché, mais qui se présente certainement plus ou moins atténué dans la pratique.

Dans tous ces cas la comparaison photométrique est impossible, car comment la définir ? Faudra-t-il imposer un éclairage donné pour faire la mesure ? Comment le définira-t-on et le mesurera-t-on lui-même ? Faudra-t-il aussi imposer un diamètre apparent déterminé des lumières à comparer ? Même avec ces restrictions, la comparaison sera fausse, car elle ne sera plus soutenable dans d'autres conditions de surface et d'intensité.

Indications nouvelles. — Ces difficultés disparaîtront en obéissant aux considérations suivantes :

Il faut d'abord reconnaître que l'intensité lumineuse est un caractère physiologique de la lumière, caractère qui ne répond pas à la force réelle de cet agent physique. D'autre part, la photométrie physique ne saurait se proposer de faire la mesure directe de l'action physiologique d'une lumière, mais seulement de caractériser cette lumière d'une façon suffisante pour la retrouver et la reproduire à un moment donné. Or, deux caractères sont nécessaires pour cela, parce que l'action physiologique de la lumière est double ; de plus, ces deux caractères suffisent, parce que toute lumière qui les reproduira réalisera le type indiqué.

Le premier, c'est ce qu'on peut appeler l'*intensité photogénique* ou photestésique de la source (ou encore l'intensité lumineuse proprement dite) ; elle sera d'autant plus grande que le minimum perceptible sera plus faible, c'est à dire que la sensation lumineuse sera plus facile à produire. Seulement il faut adopter pour la mesure de ce minimum une surface rétinienne déterminée, et un état d'adaptation lumineuse également déterminé (le meilleur et le plus facile à retrouver est l'état d'adaptation à l'obscurité depuis 20 minutes au moins).

Le second est l'*intensité visuelle*, suivant l'expression que j'ai déjà proposée ; cette intensité caractérise la facilité avec laquelle une lumière permet la distinction nette des détails ; elle sera d'autant plus élevée que le *minimum visuel* le sera moins, c'est à dire qu'il faudra une moindre quantité de la lumière en question pour permettre la distinction nette de petits points égaux et voisins sur fond absolument obscur ; on peut adopter un type quelconque de points, qui servira de terme de comparaison.

Il y a déjà longtemps qu'on a proposé de mesurer l'intensité de la lumière d'après l'acuité visuelle qu'elle permet (Snellen, Giraud-Teulon, etc.) ;

il y a même des photomètres physiques récemment
construits d'après ce principe que deux lumières qui
permettent le même degré de vision de caractères
noirs sur fond blanc sont égales. Elles sont égales,
oui, mais seulement comme *intensité visuelle* et non
comme action excitatrice sur la rétine ; une lumière
bleue et une lumière jaune qui donnent la même
vision excitent l'œil différemment : la sensation bleue
est alors beaucoup plus intense que la sensation
jaune. L'intensité visuelle seule ne suffit donc pas
à caractériser une lumière, pas plus que l'intensité
photogénique seule ; à égale intensité photogénique,
la lumière bleue permettrait une acuité visuelle bien
inférieure à la jaune. Les deux caractères doivent
donc être réunis, et à eux deux ils suffisent.

Seulement la détermination de l'intensité visuelle
d'après la distinction de caractères noirs sur fond
blanc est mauvaise (1), parce que d'une part cette
distinction varie sensiblement suivant l'état d'adaptation lumineuse de la rétine, tandis que la vision des
petits points lumineux ne subit pas de variation appréciable, et parce que d'autre part il n'y a pas,
comme je l'ai montré expérimentalement, de relation
simple entre la visibilité des objets noirs et leur surface, tandis que cette relation existe pour les points
lumineux. En effet, la visibilité des petits points lu-

(1) Distinction des points noirs sur fond blanc. (*Archives d'ophthalmologie*, mai-juin 1884).

mineux sur fond obscur (mesurée par l'inverse du minimum de lumière nécessaire pour leur distinction) est proportionnelle à leur étendue propre. Par conséquent, tandis qu'une mesure d'intensité visuelle faite avec divers caractères noirs ne pourra être réduite à une mesure type correspondant à des caractères déterminés, une telle réduction sera au contraire des plus simples pour un groupe de points lumineux de diamètre quelconque comparé à des points de grandeur type. Je renvoie du reste au chapitre 11 pour les détails complémentaires de la méthode. Mais en résumé, l'intensité visuelle devra être déterminée d'après l'éclairement nécessaire et suffisant pour permettre de distinguer nettement les uns des autres, dans l'obscurité, des petits points lumineux égaux et voisins éclairés par la lumière à évaluer.

Ces méthodes ont un avantage pratique spécial, c'est que la lumière proposée suffit, et qu'il n'est pas besoin d'une seconde lumière prise comme terme de comparaison. Chaque expérimentateur devra seulement avoir établi préalablement le coefficient physiologique propre à son œil.

Pour la détermination de ces deux données, minimum perceptible et minimum visuel, les instruments que j'ai décrits peuvent très bien convenir ; mais je n'ai pas à m'étendre ici sur le côté technique de la question, je n'ai voulu qu'en établir la base.

Applications cliniques. — Je ne puis dire que deux mots d'un autre ordre d'application de mes recherches, je veux parler de l'emploi des méthodes précédentes en clinique.

L'exploration fonctionnelle de l'œil se fait encore bien imparfaitement aujourd'hui, et elle pourrait cependant donner des résultats de la plus haute importance en raison de la fréquence des altérations des fonctions visuelles, de leur relation intime avec les troubles généraux de l'organisme, des rapports étroits et nombreux qui unissent l'appareil visuel au reste du système nerveux, dont il forme une partie capitale, et enfin de la précision avec laquelle pourrait se faire cette exploration.

Or, on croit avoir beaucoup fait lorsqu'après avoir corrigé le mieux possible les vices de réfraction de l'œil, on a déterminé son acuité visuelle d'après les plus petits caractères typographiques qu'il peut percevoir ; si l'on joint à cela la détermination des limites du champ visuel et la présentation d'échantillons de couleurs à comparer, on croit n'avoir plus rien à connaître sur l'état de la vision monoculaire.

Combien la clinique ne gagnerait-elle pas à une exploration plus complète, plus méthodique et plus précise ? J'ai déjà indiqué il y a quelques années dans un petit ouvrage sur « l'examen de la vision au point de vue de la médecine générale », un certain nombre de méthodes simples, applicables par le premier médecin venu à l'examen des fonctions visuelles les plus importantes. Mais je n'ai pas tout dit à ce propos. Ne vaudrait-il pas mieux, au lieu d'interroger rapidement une fonction aussi complexe que l'acuité visuelle, à un éclairage quelconque et avec des caractères plus ou moins comparables, prendre une à une les différentes fonctions visuelles élémentaires et déterminer avec précision leur état ?

Les méthodes précédentes sont toutes applicables à la clinique ; on peut étudier par la méthode du minimum perceptible la sensibilité lumineuse brute, la perception colorée, la sensibilité visuelle proprement dite. Plus le minimum de lumière nécessaire pour ces différents actes est élevé, plus la fonction correspondante s'exerce faiblement.

La perception des couleurs sera déterminée encore plus facilement en projetant chaque couleur sur un fond blanc constant dont elle devra se détacher et en déterminant le minimum d'intensité à lui donner pour que l'œil la distingue. Je renvoie aux 12ᵉ et 14ᵉ chapitres pour plus de détails.

Une méthode analogue permettra l'examen de la perception des différences simultanées et celle des différences successives de la clarté, fonctions essentielles et qui fourniront certainement d'importantes données.

Photoptomètre clinique. — Il n'est pas besoin pour ces explorations diverses d'un matériel bien compliqué. J'ai décrit dans le compte rendu du Congrès de l'Association française à Nancy (1886) un instrument très suffisant pour l'étude pratique des fonctions précédentes : c'est le photoptomètre différentiel, dont on a supprimé le tube graduateur latéral, mais où l'on a conservé la boîte carrée ouverte au dehors, avec ses glaces obliques pour l'éclairage antérieur du disque blanc vu par l'œil. Une seule lampe sert à

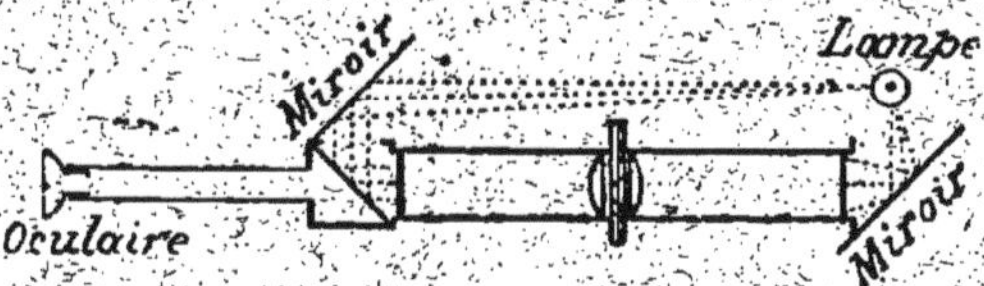

Fig. 22. — Coupe schématique horizontale du photoptomètre clinique de l'auteur.

l'éclairage antérieur et à l'éclairage postérieur, grâce à l'emploi de miroirs convenablement disposés. (Voir figure 22).

L'ouverture extérieure de la boîte carrée peut se fermer hermétiquement ; on peut alors déterminer le minimum perceptible, le minimum chromatique et le minimum visuel, comme il a été dit précédemment. Si cette ouverture est au contraire laissée libre, la lumière extérieure de la lampe ou celle du jour éclairent le disque blanc à un degré uniforme (modifiable au besoin par l'interposition de verres absorbants plus ou moins sombres ou de verres colorés). Par le jeu du diaphragme postérieur on détermine alors la perception différentielle relative. En plaçant simplement par derrière, sur une pince à ressorts fixée au tube graduateur, des verres colorés sévèrement choisis, on projette ces couleurs sur fond blanc et l'on peut leur donner des intensités variables, méthode excellente pour l'examen de la fonction chromatique. L'instrument supplée donc le photoptomètre différentiel, avec moins de latitude pour la graduation de la lumière antérieure, mais d'une façon suffisante pour la pratique.

Je ne puis que recommander l'emploi de ces méthodes d'exploration en ophthalmologie, en déplorant pour mon compte que les circonstances ne m'aient pas jusqu'à présent permis d'assembler des matériaux cliniques suffisants pour une étude d'ensemble; je compte bien que de plus heureux que moi la feront.

FIN

DOLE. — TYP. CH. BLIND.

9 782019 991227